AF397038

ÉTUDES DE SOCIOLOGIE MÉDICALE

La Neurasthénie, Mal Social

PAR

le Docteur ANGELVIN

PARIS
ÉDOUARD CORNÉLY ET Cie, ÉDITEURS
101, RUE DE VAUGIRARD, 101

1905

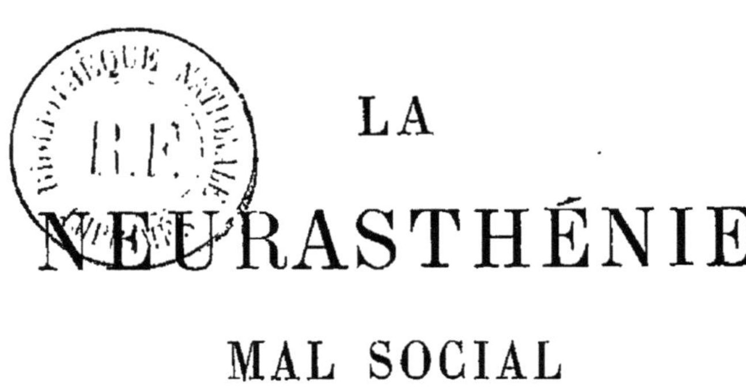

LA
NEURASTHÉNIE

MAL SOCIAL

Études de Sociologie médicale

LA NEURASTHÉNIE

MAL SOCIAL

PAR

Le Dr ANGELVIN

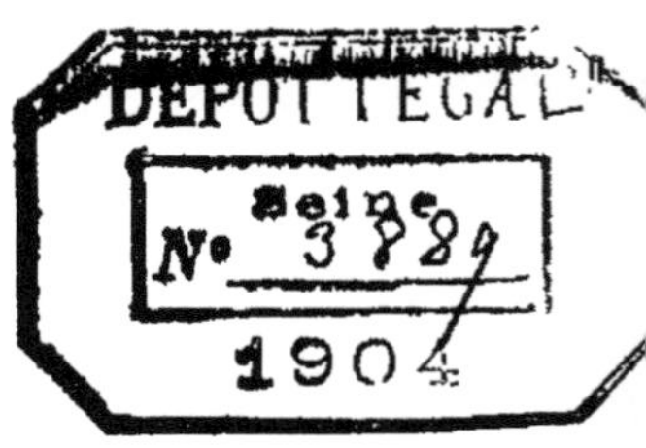

PARIS

ÉDOUARD CORNÉLY ET Cⁱᵉ, ÉDITEURS

101, RUE DE VAUGIRARD, 101

1905

LA NEURASTHÉNIE
MAL SOCIAL

INTRODUCTION

Dans l'état social actuel, tout état morbide
qui tend à se généraliser, c'est-à-dire à toucher
progressivement un plus grand nombre d'individus, a son contre-coup plus ou moins fâcheux
sur la collectivité tout entière. Les sciences
sociales estiment l'homme suivant sa valeur
par rapport à la communauté; mais elles ne
considèrent que la valeur de l'homme valide.
Cependant, si des éléments de morbidité viennent diminuer la valeur de l'individu en lui-
même, et si ces éléments se généralisent suffi-

samment pour englober un groupe social im-
portant, il est évident que la société tout
entière se ressentira de cet état de choses, et
que, tout entière, elle se trouvera atteinte dans
sa force d'expansion. Il est donc de la plus
haute importance pour la collectivité que ces
états morbides soient bien définis, que leurs
causes sociales soient démêlées, que leurs
conséquences sociales soient dénoncées, et que
le remède social, s'il y en a un, soit infatigable-
ment recherché. C'est ce qu'ont pensé un certain nombre de médecins, séduits par l'attrait
de ces questions si capitales, et sur le grand
arbre de la science médicale, ils ont greffé le
rameau de la médecine sociale. Jusqu'ici, le
rôle du médecin s'était à peu près borné à
soigner les malades. S'il voulait étudier les maladies, il prenait un cas défini, l'épluchait sous
toutes ses faces, suivant les données de la pathologie et de la clinique, en notant les signes et
les symptômes ; mais sa grande préoccupation
était de rechercher dans l'arsenal thérapeutique le médicament propre à guérir le ma-

lade, car pour le public, tout était là. Mais certains ont pensé que le rôle du médecin pouvait
être singulièrement élargi, si celui-ci voulait
sortir des sentiers battus depuis Hippocrate par
tous les guérisseurs, sorciers, barbiers, Purgons,
ou Diafoirus. Ils ont jugé qu'à côté de *l'art de
guérir*, très noble en soi, et qui n'est, somme
toute, que l'art de soulager, plus noble encore,
il y avait place pour une autre mission plus
haute, d'un ordre plus général, et plus efficace
peut-être, *l'art de prévenir*. C'est, après tout, la
mise en pratique du vieil axiome médical : « Il
vaut mieux prévenir que guérir. » Dès lors, l'u-
tilité sociale du médecin se trouve accrue dans
des proportions considérables. Sa place est partout, son action est de tous les instants. Il devient le « médecin sanitaire », comme l'appelle
le docteur Héricourt, aú lieu de rester le médecin traitant.

« Alors sera-t-il, dit le docteur Héricourt [1],
non plus l'homme de l'art dont le pharmacien

---

1. Dr Héricourt. *Les frontières de la maladie.*

pourrait, à la rigueur, faire la besogne, et qu'on n'appelle plus au chevet du malade qu'après que tout le monde déjà a pu faire le diagnostic de sa maladie ; mais il sera l'homme de science, seul à posséder les connaissances capables de prévoir et d'éviter les maladies, et il reprendra un peu du caractère prestigieux qu'il a si lamentablement perdu. »

Ce rôle « sanitaire », le médecin aura à le remplir, non seulement dans la famille, mais dans la société. Son influence aura à s'exercer sur toutes les grandes fonctions sociales, sur la puériculture, sur l'instruction des enfants, le choix des carrières, les conditions du travail, les mariages, la prophylaxie des maladies, etc., bref, sur tout ce qui touche à l'hygiène de l'individu, de la maison, de la ville et du pays. Et l'importance de ce rôle finira par être si bien senti par la collectivité, qu'elle se verra obligée ainsi que l'a prédit Littré, de créer un Ministère de la Santé publique, avec un ministre responsable devant le pays des maladies évitables qui pourraient survenir.

Nous n'en sommes pas là, car le public croit encore trop au pouvoir de la médecine *curative* et pas assez à celui de la médecine *préventive*.

Mais les premiers jalons sont posés, et l'idée est en marche. Déjà la tuberculose, l'alcoolisme, la syphilis, la gastro-entérite des nourrissons ont été dénoncés comme des maux sociaux, et le public s'est assez facilement laissé convaincre de l'utilité des remèdes sociaux à appliquer à ces maladies. Il y en a d'autres. Une d'entre elles m'a semblé n'avoir pas été suffisamment étudiée à ce point de vue : c'est la neurasthénie. C'est une nouvelle-venue, dont la valeur n'a pas attendu le nombre des années, et qui a pris un développement tel, qu'elle est digne, elle aussi, d'être appelée un mal social. J'insisterai donc particulièrement sur ce côté social de cette maladie, laissant de côté sa pathologie qui a été excellemment décrite mainte et mainte fois.

Ainsi comprise, cette étude pourra être suivie, non seulement par les médecins, mais encore par tous ceux qu'intéressent les questions de médecine sociale. J'ai, dans ce but, évité d'employer des termes trop techniques et un style trop scientifique.

Août 1904.

I

Qu'est-ce que la neurasthénie ?

La neurasthénie est une maladie décrite pour la première fois par Beard, de New-York, il y a une trentaine d'années, et caractérisée, comme son nom l'indique, par un épuisement du système nerveux.

Voici un homme dans la force de l'âge, dans les environs de la quarantaine, né d'une mère nerveuse et d'un père rhumatisant, doué pendant toute sa jeunesse d'une santé robuste. Il est légèrement arthritique, un peu comme tout le monde, car qui n'a pas eu quelques petites douleurs rhumatismales, quelques migraines

passagères? Comme tout le monde aussi, surtout comme les jeunes gens, il a négligé son
estomac, bâclant ses repas, mangeant au hasard
des heures, si bien que, vers la trentaine, les
digestions sont devenues difficiles, et que, peu
à peu, la dyspepsie s'est installée.

Ce mauvais état de l'estomac a influé sur le
moral de notre sujet, ainsi qu'il est de règle, et
a progressivement modifié son caractère. Il est
devenu plus irritable, moins enjoué, moins
optimiste; ses amis le trouvent un peu « grin-
cheux ». Le travail lui devient moins agréable;
ses affaires, il les mène avec plus de difficulté.
Il se surmène, d'ailleurs, pour y faire honneur.

C'est la période de ce que j'appelle la *petite*
neurasthénie. Dans cet état, qu'il survienne un
fort surmenage, un chagrin, de grandes difficultés d'affaires, des tracas, des procès, des
discussions engendrant chez ce sujet très
impressionnable de vives contrariétés, et la
grande neurasthénie se développera rapidement.

La maladie débute souvent par de l'*insomnie*.
Le malade ne peut s'endormir, obsédé qu'il est
par les idées qui le préoccupent le plus. « Ma

tête se met à trotter, disait l'un d'eux, mes idées se suivent et se bousculent; je bataille avec des hommes d'affaires, sans pouvoir m'arrêter[1] ». Quand le sommeil arrive enfin, il est loin d'être calme, peuplé qu'il est par des cauchemars qui éveillent le dormeur plus ou moins rapidement. La tête alors « se remet à trotter »; plus moyen de se rendormir.

Après une telle nuit, on conçoit que le malade soit brisé, rompu, vers le matin, et qu'il soit plus fatigué que le soir en se couchant. Ce sentiment de *fatigue au réveil* est un des signes importants de la neurasthénie.

D'ailleurs, ce sentiment de lassitude persiste toute la journée. Le sujet ne peut faire un exercice musculaire un peu prolongé : il est exténué après une marche de 500 mètres par exemple. A la moindre fatigue, il éprouve une sensation douloureuse, vague, mal définie à la nuque et au niveau des lombes.

Le cerveau, lui aussi, se fatigue promptement. Il arrive un moment où il n'est plus pos-

---

1. Observations du Dr Levillain dans : *Essais de neurologie clinique.*

sible de lire, de faire un compte, de parler d'affaires ; tout s'embrouille ; le malade éprouve une sensation de constriction céphalique et de vide qui l'oblige à tout interrompre. Il semble que la tête ait eu à porter pendant longtemps un casque fort lourd (*céphalée en casque*).

Le *caractère* devient très irritable : certains sujets, d'une nature très douce auparavant, en viennent à se mettre pour rien en colère. Ils sont en général très préoccupés, surtout de l'avenir, et très tristes, ne pouvant supporter ni la foule, ni le mouvement, ni les bruits. Ils recherchent la solitude.

En outre, tel homme qui était plein de décision, tenace dans ses résolutions, devient faible, irrésolu, sans volonté. Il n'a plus la force de vouloir. Cette *diminution de la volonté* est un des signes les plus caractéristiques de la maladie, tellement que l'on a dénommé la neurasthénie la *maladie de la volonté*.

Le malade est inconstant dans ses desseins. Incapable d'attention soutenue, rien ne l'intéresse longtemps. Aussi, passe-t-il d'une idée à une autre sans rien approfondir. D'ailleurs, la mémoire étant diminuée, les images passent devant sa perception comme celles d'un kaléidoscope, sans lien, sans cohésion. Cependant l'intelligence est intacte. Le patient a conscience de son état, et il cherche sans cesse les moyens d'atténuer ses souffrances. Tous les médecins savent qu'il n'y a pas de malade qui sache mieux que le neurasthénique analyser ses sensations. Il sent très bien que ses idées sont nettes, que son imagination est un peu trop « la folle du logis », mais que sa volonté est paresseuse. Une malade de Levillain traduisait son état par cette phrase : « Je suis très aplatie et en même temps très agitée. » Et c'est bien là l'état neurasthénique.

D'ailleurs, chez la femme surtout, où l'hystérie coexiste souvent avec la neurasthénie, on trouve généralement ce mélange d'abattement et d'excitation. La malade est triste, abattue, trés préoccupée de sa santé, très pessimiste quant à la guérison de son mal ; mais, en même temps, il y a de l'agitation, qui se traduit nettement dans les mouvements, les gestes, la parole, etc. Et ces symptômes sont presque toujours

influencés défavorablement par l'époque mens-
truelle.

Pendant que cet état mental s'accuse, les *troubles gastriques* vont en augmentant : l'ap-pétit diminue, la langue est constamment recouverte d'un enduit blanchâtre, le ventre est ballonné après les repas, il y a des renvois gazeux fréquents, des bouffées de chaleur, de la somnolence, et des alternatives de consti-pation et de diarrhée. Cet état dyspeptique amène, au bout d'un certain temps, de l'amai-grissement et de la pâleur de la peau.

Il finit par influer sur le *cœur* et sur la *cir-culation du sang*, si bien que l'on peut obser-ver quelquefois des crises d'angine de poitrine, s'accompagnant d'agitation et de gêne de la respiration. En tout cas, le malade se plaint presque toujours de palpitations survenant par accès, et d'une plus grande fréquence dans le nombre des pulsations.

Par moments, la peau se couvre d'une abon-dante transpiration, qui laisse une impression désagréable de froid, surtout aux extrémités. Ces sensations de chaud et de froid sont indé-

pendantes des saisons et alternent généralement d'un instant à l'autre.

Il peut exister encore une foule d'autres
troubles d'origine nerveuse, variables selon les
sujets. Il en est qui accusent des vertiges, allant
parfois jusqu'à la crise vertigineuse et même
jusqu'à la menace de congestion cérébrale. Ces
crises se produisent avec l'allure suivante : le
malade éprouve subitement une sensation de
vide dans la tête et d'angoisse au cœur; il se
sent s'en aller, comme si la vie l'abandonnait;
le pouls se ralentit, la face pâlit et le corps
semble se refroidir. Tout cela s'accompagne
d'un état anxieux très pénible, comme quand
on est sur le point de s'évanouir; mais il n'y a
jamais syncope, car il n'y a pas de perte complète de connaissance. Après quelques minutes,
le malade reprend ses sens; souvent il est pris
aussitôt d'un tremblement général, il claque
des dents et son cœur se met à battre avec
force et précipitamment.

Certains sujets, au lieu de crises semblables,
ont des vertiges légers, mais presque conti-
nuels; cet état vertigineux, extrêmement pé-

nible, leur fait craindre de marcher, dans la crainte constante d'une chute. D'autres ont peur de traverser une place (peur de l'espace); d'autres encore ne peuvent se faire à l'idée d'être enfermés dans un endroit clos (peur du manque d'espace, *claustrophobie*) ; certains enfin, qui n'ont pas de vertiges, éprouvent des tremblements et des secousses musculaires, et sentent leurs jambes se dérober sous eux.

Du côté des *organes des sens*, on peut constater que le malade craint la lumière trop vive, qu'il a de la difficulté à accommoder sa vue, c'est-à-dire à passer rapidement d'un objet éloigné à un autre plus rapproché; son ouïe est d'une sensibilité exagérée, qui peut aller jusqu'à la souffrance, et en même temps il a la sensation de bourdonnements et de sifflements dans les oreilles.

Enfin, dans ce grand désarroi de la plupart des fonctions de l'organisme, les *fonctions génitales* ont aussi leur part de détraquement.

Si, en effet, on pousse les investigations sur ce point, on constate, chez les neurasthéniques, trois phénomènes caractéristiques : 1° Dans les deux sexes, une atténuation très marquée du désir vénérien, qui peut aller jusqu'à la frigidité absolue ; 2° Chez l'homme, aux rares moments où ce désir se manifeste, l'impossibilité du coït par défaut d'érection. Ceci est une cause importante de dépression mentale, car on sait combien les affections génitales influent sur le moral de l'homme. Cette dépression s'accroît d'une dépression physique due à des pertes séminales plus ou moins fréquentes ; Enfin, 3° chez l'homme et chez la femme, les rapports sexuels, quand ils ont lieu, laissent à leur suite un épuisement nerveux considérable. Les malades se sentent, suivant leur expression, « comme au lendemain d'une nuit d'orgie. »

Nous avons ainsi le type complet du neurasthénique. En résumé, il y a chez lui affaiblissement de la force de volonté, de la force de résistance, de la mémoire, de la force d'application et d'attention, et souvent, affaiblissement et perversion des sens ; en réalité, la perversion règne en maîtresse : il y a maladie de la volonté.

Mais il ne faudrait pas croire que la maladie

se présente toujours avec tous ses signes aussi accusés.

Comme toutes les maladies, celle-ci a ses degrés. On a voulu faire des distinctions très subtiles entre la neurasthénie vraie, la fausse neurasthénie ou pseudo-neurasthénie et les états neurasthéniformes. C'est, à mon point de vue, discuter sur des pointes d'aiguilles. De ce qu'un malade ne présente pas au complet le tableau symptomatique posé par Beard, il ne s'ensuit pas qu'il ne soit pas neurasthénique. Il se conduit comme tel, et, pour nous, c'est le principal. La fièvre typhoïde, par exemple, se manifeste rarement, au point de vue clinique, avec tous les signes décrits dans les traités de pathologie ; n'empêche que la présence du bacille d'Eberth montre, sans contestation possible, que les cas dénommés jadis pseudo-typhiques sont bel et bien de la dothiénentérie. Laissons donc là ces distinguo scolastiques qui égarent souvent les médecins en leur faisant prendre pour des pseudo-neurasthénies des neurasthénies atténuées, et les empêchent de voir le côté général de la maladie, en masquant l'étendue du mal. Il est entendu que nous considérerons le tableau symptomatique de Beard comme celui du type complet de la neurasthénie, mais que nous n'exigerons pas de le trouver tel chez tous nos malades, car nous serions amenés alors à considérer cette maladie comme rare, ce qui est bien loin d'être le cas dans la réalité.

II·

Causes de la neurasthénie.

L'étiologie de la neurasthénie est très importante à préciser au point de vue spécial qui
nous occupe ici. Car, ce qui regarde surtout le
côté social d'une maladie, ce sont ses causes et
ses conséquences. Il nous faut donc étudier
une à une les causes qui peuvent amener l'épuisement nerveux.

Et, tout d'abord, faut-il accepter l'opinion
émise par certains auteurs qui prétendent que
« la seule cause déterminante de la neurasthénie
essentielle est toujours une cause morale
(frayeur vive, soucis, chagrins prolongés »?

(D' Thiroux, Thèse, 1892). Je ne le crois pas. Certes, j'admets que les émotions morales sont un facteur puissant de la maladie, comme nous le verrons plus loin; mais ils ne sont pas les seuls. Les soucis, les chagrins, ont, en effet, assailli l'homme depuis toujours, sans amener des réactions aussi vives. Il y a autre chose, à mon avis. Pour moi, je dis que toute cause déprimante agissant sur un organisme préparé, amène fatalement l'épuisement nerveux.

Quoi qu'il en soit, deux faits généraux dominent l'étiologie de la neurasthénie :

1° C'est une maladie nouvelle. Avant Beard, qui l'a décrite pour la première fois, à la fin du siècle dernier, il est à présumer qu'elle n'existait pas, car elle ne serait pas passée inaperçue aux yeux de tant d'observateurs pendant des siècles. On dira peut-être qu'elle portait un autre nom, comme l'appendicite, par exemple. Mais il y a une différence essentielle entre ces deux maladies : l'appendicite est une localisation moderne de la typhlite ancienne, que l'on a pu découvrir en la voyant, lorsque, par les progrès de l'antiseptie, la laparotomie a permis

de pénétrer dans la cavité péritonéale et de
constater ce qui s'y passait; tandis que la neurasthénie est une entité morbide absolument
symptomatique qui n'a pas nécessité l'aide de
la chirurgie pour être reconnue. Il faut donc
admettre que c'est une maladie nouvelle, née
de circonstances nouvelles, sur lesquelles nous
aurons à revenir, et ceci semble confirmé par
le second fait général suivant.

2° C'est une maladie essentiellement urbaine.
Je me hâte de dire qu'elle tend à gagner de
plus en plus les campagnes. Mais il en est d'elle
comme de la tuberculose qui, localisée jadis
dans les villes, a gagné peu à peu les villages.
Ces deux maladies, avant de devenir les fléaux
qu'elles sont actuellement, étaient spéciales
aux grandes agglomérations urbaines, et nous
verrons plus tard l'importance de cette constatation.

Ces deux points généraux posés, étudions une
à une les causes déterminantes de l'épuisement
nerveux.

1° NEURASTHÉNIE PAR SURMENAGE.

Le surmenage peut être physique ou intellectuel.

1° *Surmenage physique.* — Il est démontré que le physique influe sur le moral. Quoi d'étonnant dès lors de voir le surmenage physique déterminer une fatigue nerveuse pouvant, par sa répétition, passer à l'état chronique et devenir pathologique? Pour se rendre compte de l'influence du surmenage physique sur le moral, il n'y a qu'à examiner un coureur, à pied ou à bicyclette, à l'arrivée d'une de ces courses sur de longues distances si en honneur depuis quelques années. Leur cerveau est certainement aussi fatigué que leurs muscles, et ils se trouvent en état d'hébétude intellectuelle. Une de ces épreuves monstres m'avait intéressé jadis à ce point de vue : c'était une course sur piste de trois jours à bicyclette, qui eut lieu à Paris. Elle donna lieu à des constatations physiologiques des plus curieuses. Je me souviens d'un malheureux coureur, qui, ayant tout à coup lâché sa bicyclette, s'était mis à grimper à un poteau de la barrière entourant la piste, en proie à une véritable crise d'hallucination. Il y avait eu certainement là une perte momentanée de raison. Du reste, le résultat moral de cette expérience fut si lamentable, qu'elle ne fut jamais renouvelée. On m'objectera peut-être que la fatigue cérébrale de ces coureurs n'est pas due au surmenage physique, mais bien à la tension nerveuse provoquée par les incidents de la course, le désir d'arriver en tête, etc. Mais, interrogez-les : ils vous diront qu'ils vont mécaniquement et qu'ils suivent leurs entraîneurs automatiquement, sans penser à rien ; ce sont les entraîneurs qui pensent pour eux. C'est donc la fatigue physique seule qui agit sur la fatigue de leur système nerveux. Et il est certain que ces hommes ne pourraient renouveler souvent de pareils tours de force sans amener, dans leur organisme, un épuisement nerveux morbide et durable.

Si maintenant nous considérons les circonstances de la vie quotidienne, nous retrouvons, plus atténuées, mais aussi plus persistantes, ces causes de surmenage physique. Il est hors de doute que, dans le cours du siècle dernier, les conditions matérielles de la vie se sont singulièrement modifiées. L'homme, pour vivre, est obligé de fournir une plus grande somme de travail que jadis, et, ce travail il doit le fournir vite. Ses salaires sont plus élevés, mais la vie étant plus chère, la balance reste à peu près la même. La somme plus grande de travail à produire et surtout la rapidité de ce travail amènent une plus grande somme de fatigue. J'estime que le facteur : vitesse du travail est presque nécessaire pour amener l'épuisement nerveux. En effet, comparons, par exemple, l'ouvrier des champs et l'ouvrière couturière de Paris; celui-là dépense certainement plus de force musculaire que celle-ci; cependant, il sera peut-être fatigué, mais il ne sera pas surmené, et la neurasthénie n'aura pas de prise sur lui. Tandis que l'ouvrière, obligée de satisfaire aux exigences de la clientèle (combien exigeante!) sera tenue de travailler vite, par « coups de feu », et sa fatigue s'en trouvera décuplée. Aussi est-il de plus en plus fréquent de rencontrer des neurasthéniques parmi cette catégorie de la classe ouvrière, couturières, modistes, employées de magasins, etc., etc.

Ceci tendrait à expliquer dans une certaine mesure pourquoi la neurasthénie est, comme je l'ai dit plus haut, un mal des villes. Ne pourrait-on pas trouver, dans la vie des villes, d'autres causes physiques explicatives? Le bruit intense et continuel des rues, la trépidation incessante du sol, ne seraient-ils pas susceptibles d'amener à la longue une fatigue, inconsciente, mais réelle de l'organisme physique pouvant retentir sur le système nerveux? Il est d'observation courante qu'un long voyage en chemin de fer est fatigant, bien que le voyageur resté assis, n'ait fait aucune dépense de force musculaire. Il est certain que, dans ce cas, la fatigue provient du bruit et de la trépidation. La meilleure preuve, c'est que le même voyage, fait dans une voiture automobile munie de roues pneumatiques et ne trépidant pas, laisse à sa suite une moins grande lassitude. Il y a donc là un facteur non négligeable qui peut jouer son rôle dans le surmenage par cause mécanique.

Autre chose, et à cette autre chose-là, j'attache, pour ma part, une grande importance. L'électricité n'est-elle pas coupable? Quand un neurasthénique me demande l'explication de sa maladie, j'ai l'habitude de comparer son organisme à un accumulateur électrique qui, à l'état normal, dépense son énergie en un certain nombre d'heures et se recharge pendant le sommeil; le neurasthénique, lui, n'accumule pas assez le fluide pendant le sommeil, et dépense trop vite celui qu'il a amassé. Cette comparaison, purement hypothétique dans l'état actuel de la science, n'est-elle pas vraisemblable?

Il est certain que le corps humain est bon conducteur du courant électrique : nous le savons tous par expérience. Il est, de plus, condensateur d'électricité statique, puisque, par les temps secs, un peigne passé dans les cheveux produit un crépitement de petites étincelles. — Il peut être, enfin, influencé par l'électricité ambiante, témoin le phénomène suivant rapporté par le *Daily Telegraph* du 2 août 1904 :

« Le capitaine du voilier anglais *Mohican* qui est arrivé à Philadelphie, rapporte qu'il a traversé un nuage magnétique en approchant de Delaware Breakwater. Des étincelles couraient le long du métal du navire de l'avant à l'arrière, et l'aiguille de la boussole était folle. Tout était aimanté, et il était impossible de lever même la plus légère chaîne, qui s'appliquait fortement sur le métal du pont. Les cheveux des hommes étaient hérissés, et on avait les plus grandes difficultés pour remuer les bras ou les jambes. »

D'autre part, certains biologistes ont émis l'opinion que le corps humain peut être un générateur d'électricité. A. Moutier, dans la *Revue des maladies de la nutrition*, a publié récemment un article, dans lequel il soutient la thèse suivante : Toute réaction chimique est accompagnée de production d'électricité. Or, chacune des cellules d'un organisme est le siège de phénomènes chimiques. Donc l'organisme produit de l'électricité. « Nous pouvons dire que l'être vivant emprunte au monde extérieur de l'énergie sous la forme chimique, pour la lui restituer sous deux formes déjà connues dans le monde physique : énergie mécanique, énergie thermique, et sous une forme particulière, l'énergie nerveuse, qui est analogue et assimilable à une autre forme également connue dans le monde physique : l'énergie électrique. »

Comment cet organisme, si chargé d'électricité, va-t-il se comporter en présence de courants électriques voisins? n'est-il pas logique d'admettre qu'il va se conduire comme un électro-aimant, qu'il se produira dans son intérieur des courants induits? Pourquoi, dès lors, les lois de l'électro-dynamique et de l'électro-magnétisme ne lui seraient-elles pas applicables?

Or, il y a, pour les phénomènes d'induction, une loi de Lenz qui les régit, disant que le développement des courants d'induction exige toujours une dépense d'énergie. Ne sommes-nous pas, dans les villes, entourés de tous côtés de courants électriques et saturés d'élec-

tricité? Téléphones, télégraphes, courants pour
la lumière, courants pour les tramways, les
chemins de fer, etc., etc., jusqu'aux ondes
hertziennes qui nous enveloppent, tout en ser-
vant à la télégraphie sans fil et aux multiples
expériences qu'elles ont suggérées. Il serait
vraiment surprenant que le corps humain,
corps électrisé, ne réagisse pas au milieu de
toutes ces excitations, et, si la loi de Lenz lui
est applicable, qu'il ne subisse pas une dépense
d'énergie, inconsciente, mais réelle, et en rapport avec la force électrique qui l'entoure,
cette dépense d'énergie pouvant, à la longue,
amener l'épuisement nerveux. Il serait téméraire d'affirmer sans preuves, mais je ne serais
pas surpris si une statistique démontrait que
la fréquence de la neurasthénie dans les villes
est en rapport avec la quantité d'électricité
qu'on y emploie. En tout cas, et la coïncidence
est remarquable, les villes des États-Unis sont,
dans le monde entier, celles où l'on use le plus
d'électricité et celles aussi où l'on trouve le
plus de neurasthéniques.

Quoi qu'il en soit, l'influence de l'électricité

ambiante sur notre organisme est indéniable : le malaise que nous ressentons à l'approche d'un orage, malaise plus accentué chez les gens dits nerveux, le réveil de douleurs chez les rhumatisants, etc., beaucoup de phénomènes le prouvent. Et je connais des personnes qui ne peuvent faire un voyage dans certains tramways électriques sans éprouver de la lassitude et de la céphalalgie ; ce n'est pas chez elles une affaire d'imagination, car le même effet se produit, même si l'on les persuade que la voiture est actionnée par l'air comprimé. Il y a là certainement une influence électrique à distance. N'en est-il pas de même, à un moindre degré, avec toutes les influences électriques qui nous entourent ?

Une découverte, faite récemment, semble vouloir confirmer cette manière de voir ; je veux parler de la radio-activité. Rappelons brièvement en quoi cela consiste : M. Blondlot, de Nancy, a constaté que tous les corps, et, par conséquent, le corps humain, émettent des radiations, qu'il a appelées *rayons N* ; ces rayons ont la propriété d'augmenter l'éclat d'une source lumineuse faible placée sur leur trajet. A côté de ces rayons N, M. Blondlot (Acad. des sciences, 29 février 1904) en a trouvé d'autres, qu'il a désignés sous le nom de rayons N_1, qui ont, au contraire, la propriété de diminuer l'éclat d'une source lumineuse faible. Ces deux sortes de radiations se transmettent par l'air ou par des fils de différentes substances. M. Charpentier (Acad. des sciences, 29 février 1904, 7 mars 1904, 14 mars 1904) a démontré que les rayons N augmentaient les sensibilités visuelle, olfactive, gustative et auditive, même sans contact avec l'organe sensoriel ou ses centres nerveux. Les rayons N suivent donc les voies nerveuses. Quant aux rayons N_1, leurs effets physiologiques sur le système nerveux sont inverses de ceux des rayons N; ils diminuent la sensibilité. Enfin, tout dernièrement, 24 mai 1904, MM. André Broca et Jean Becquerel ont fait à l'Académie des sciences une communication, très intéressante pour notre thèse, sur l'action des anesthésiques sur la radiation des centres nerveux. Je la résume : Quand on soumet des chiens à l'action du chloroforme, on constate que leur cerveau, après une émission énorme de rayons N, pendant la période d'excitation du début, cesse progressivement d'en émettre, et l'on observe ensuite une émission de rayons N_1. On a pu conclure de ces expériences, que la cessation prolongée de tout rayonnement est un signe certain de mort, et que la diminution des rayons N émise par la moelle, et surtout l'apparition des rayons N_1, est l'indice que l'être animé soumis aux expériences est en danger.

Que conclure de ces découvertes si intéressantes, qui vont probablement bouleverser la science de la biologie? Certes, il serait téméraire de tirer d'expériences encore à leur début des conclusions fermes. Mais ne peut-on entrevoir un rapport logique entre la radio-activité du système nerveux et les états neurasthéniques? De ce que l'excitation des centres nerveux augmente cette radio-activité, ne peut-on pas déduire avec quelque apparence de raison que l'épuisement nerveux est dû à une suractivité de l'émission de rayons N amenant une émission conséquente de rayons N_1? L'appari-

tion de ces derniers rayons coïnciderait alors
avec l'apparition de la neurasthénie. Quand les
expériences seront poussées plus loin, quand
on aura comparé la radio-activité de l'homme
sain et de l'homme malade, du neurasthénique
en particulier, quand on aura étudié l'influence
de l'électricité sur l'émission des radiations,
peut-être aurons-nous alors la solution du pro-
blème et l'explication de l'influence déprimante des fluides magnéto-électriques sur
l'organisme humain.

Mais cette solution serait-elle trouvée, il n'en
faudrait pas moins tenir compte des autres
causes déprimantes qui prépareraient les voies
à la neurasthénie. Parmi ces causes, il convient
de citer l'abus des plaisirs des sens. On dit
communément que les gens appelés viveurs
« brûlent la chandelle par les deux bouts ». Il
est certain que le surmenage auquel ils se sou-
mettent doit amener fatalement l'épuisement
nerveux. Et, de fait, c'est dans cette catégorie
de gens que l'on trouve le plus grand nombre
de neurasthéniques. La preuve en est que, à un
moment donné, le viveur « se range ». Or, s'il

se range, on peut affirmer que c'est parce qu'il est fourbu. Un certain nombre se suicide, et pour le même motif.

Or, le nombre des viveurs s'est singulièrement accru de nos jours. La soif des plaisirs gagne même le peuple, et la grande majorité de nos contemporains n'aspire à la richesse, que pour pouvoir jouir de la vie. Rien d'étonnant, dès lors, qu'il y ait tant de candidats à la neurasthénie, à mesure que s'accroît l'amour du luxe et des plaisirs.

Mais tous les plaisirs ne sont pas permis à tous, parce qu'ils coûtent cher. Un seul est accessible au pauvre comme au riche : c'est le plaisir vénérien. Il n'en est que plus dangereux. Si le coït, fonction physiologique, naturelle par conséquent, était pratiqué normalement, en vue de la génération, il ne serait pas plus nuisible que la respiration, la circulation ou la digestion. Mais cet acte a tellement dévié de son but, il a tellement subi l'influence de l'imagination, que, d'une simple fonction physiologique, il est devenu la luxure. Or, il n'est pas d'acte organique qui exige une plus grande perte de fluide nerveux que celui-là. Si donc il y a abus, c'est celui qui épuise le plus vite. Et malheureusement, ce sont les nerveux, les candidats à la neurasthénie, qui ont surtout tendance à abuser du coït. Aussi ne tardent-ils pas à accuser les symptômes de la neurasthénie génitale, atténuation des désirs vénériens, impuissance, dépression considérable après les rapports sexuels. Mais, même chez les non-nerveux, cet abus peut amener des désordres nerveux précurseurs de la neurasthénie. Chez la femme, quand les fonctions sont déviées de leur but naturel, que la conception ne suit pas l'acte sexuel, le système nerveux devient malade, et l'on voit apparaître tantôt l'hystérie, tantôt la neurasthénie, quelquefois les deux ensemble. On comprend dès lors pourquoi les femmes qui n'ont eu qu'un ou deux enfants, c'est-à-dire un nombre bien inférieur à celui pour lequel la nature les avait désignées, sont toutes des malades nerveuses. Elles n'ont pas eu la conception comme contrepoids de l'instinct sexuel.

Voilà donc une autre grande cause de l'épuisement nerveux d'origine physique. Si nous passons maintenant dans le domaine intellectuel, nous allons voir que notre pauvre humanité n'est guère en meilleure posture vis-à-vis de la neurasthénie.

2° *Neurasthénie par surmenage intellectuel.* — Il est devenu banal de dire que notre époque est une époque de travail cérébral. Jamais l'instruction n'a été plus répandue; jamais le niveau intellectuel n'a été plus élevé. Or, par une condition inhérente à sa nature, plus l'homme sait, plus il veut savoir, plus aussi il se crée des besoins. Et c'est pour satisfaire ce double désir de savoir et d'avoir que l'homme intelligent se surmène. Entraîné dans le tourbillon des villes, obsédé par l'exemple des autres, il va, le malheureux, toutes ses cellules nerveuses en état de suractivité continuelle, vers un but qu'il ignore, car il ne sera jamais satisfait. Il va, et il peut aller longtemps, si son organisme est sain; mais gare au grain de sable qui se glisse dans la machine! Ce grain de sable, c'est la folie. Gare aussi aux grains de fine poussière qui, à la longue, encrassent le mécanisme! car ce « cambouis », c'est la neurasthénie. Comment s'étonner, devant ce surmenage effréné, devant ce « struggle for life », comme disent les Anglais, de voir l'armée des nerveux, des agités, des neurasthéniques et des déments faire sans cesse de nouvelles recrues? Toute action amène une réaction, démontre la physique. Si l'action est violente, la réaction sera de même énergie; si l'action dure, la réaction sera de même durée. Mais souvent l'organisme, s'il a pu supporter l'action, ne peut supporter la réaction, et il s'arrête épuisé.

Aussi les médecins ne sauraient-ils trop s'élever contre ce vent de démence qui semble souffler sur une certaine partie de la race blanche et qui gagne même, par contagion, une partie de la race jaune, au Japon. Quel besoin ont tous ces gens de trépider ainsi? Par quelle aberration, d'autres, plus trépidants encore, les poussent-ils à se trémousser davantage? Comme si nos contemporains ne paraissaient pas assez épileptiques, des « professeurs

d'énergie » surgissent et viennent, comme le
Satan de Faust, conduire la ronde du Veau d'or.
« Go a head ! » crie l'un d'eux du fond de l'Amérique. Et, pour donner plus de force à son cri,
ayant amassé des millions, il écrit des livres
pour apprendre aux autres comment il s'y est
pris. Je viens de lire le premier volume des
« Idées de M. Carnegie » : l' « Empire des
Affaires ». Si ma faible voix pouvait être
entendue de l'auteur de ce livre, je lui dirais
ceci, qui pourrait être intitulé :

Réponse d'un médecin aux idées de M. Carnegie.

« Vous vous êtes, monsieur, donné un mal
inouï pour gagner des millions, et vous avez eu
la chance de ne pas devenir neurasthénique.
Je vous en félicite chaudement. Mais, de grâce,
ne rendez pas votre ambition contagieuse, car
bien des contagionnés n'auraient pas, sûrement, votre tempérament. Que penseriez-vous
d'un athlète qui, soulevant un poids de 100 ki-
logrammes devant un gringalet, lui dirait :
« Tiens, voilà comment il faut s'y prendre;

« fais comme moi », au risque de lui faire briser les reins? Eh bien! vous êtes cet athlète, et vous ferez briser les reins à bien des gringalets. Aussi, permettez-moi de vous admirer comme athlète, mais de plaindre les nombreux naïfs qui vous écouteront. Et ils seront nombreux, croyez-le bien; car le mal de notre époque, c'est la soif inconsidérée de l'or. Vous y poussez encore, et le succès de vos livres prouve que vous faites des élèves. Mais, avez-vous réfléchi au nombre des victimes que vous allez faire? Vous prêchez aux jeunes gens : « Que chacun de vous se dise : Ma place est au « sommet. *Soyez roi dans vos rêves.* » — Et une autre fois vous avouez que « sur cent per- « sonnes se lançant dans les affaires avec « leurs propres ressources, quatre-vingt-quinze « échouent tôt ou tard ». Avez-vous un instant pensé à ce que ces 95 pour 100 d'échecs représentent d'ambitions déçues, de surmenage cérébral, d'épuisement nerveux? C'est dans ces quatre-vingt-quinze là que se recrutera, pour nous, médecins, l'armée des neurasthéniques.

« Plus vous avez de substance cérébrale à

« vendre, dites-vous à vos auditeurs, plus élevé
« sera le prix que vous pourrez en demander. »
Malheureusement, monsieur, la substance cérébrale n'est pas une marchandise comme l'acier.
Quand on en vend trop, il est rare que l'on de-
vienne milliardaire, et il est bien plus fréquent
que l'on aille occuper un cabanon dans un
asile d'aliénés.

« On sent d'ailleurs, dans vos discours, que
vous craignez d'être trop bien compris et que
vous entrevoyez les conséquences funestes de
vos conseils. Après avoir donné aux jeunes gens
les moyens de réussir, vous leur dites aussitôt : « Assurément, il y a des ambitions meil-
« leures et plus élevées que l'économie. En
« tant que but, l'acquisition de la richesse est
« ignoble à l'extrême. » Et ailleurs : « La
« richesse superflue ne permet que de com-
« pliquer les besoins de la vie ». — « L'homme
« qui meurt en possession de millions inuti-
« lisés et disponibles meurt *déshonoré*. » Et,
mettant vos actes en harmonie avec vos théories, vous distribuez vos richesses de votre
vivant. C'est très beau, cela, monsieur; c'est

même trop beau; car, malgré vos conseils,
vous ne serez pas imité. Et, la preuve, combien avez-vous d'imitateurs parmi vos con-
frères en milliards? Je crains bien que l'on
vous suive quand vous donnez les moyens de
gagner de l'argent, mais que l'on ne vous suive
plus du tout quand vous donnez les moyens de
le dépenser. Et ainsi, vous aurez contribué à
créer, d'une part, avec les 5 pour 100 de par-
venus, une noblesse de l'or, une ploutocratie,
plus tyrannique peut-être que celle de la nais-
sance, que nos Révolutions avaient réussi à
abattre, et, d'autre part, avec les 95 pour 100
de non-parvenus, l'armée des serfs, c'est-à-dire
des faibles, des épuisés, des découragés, des
neurasthéniques. Dans l'Empire des affaires, on
vous proclame roi. Souffrez donc que je vous
compare à un empereur, à notre grand Napo-
léon. Vous soufflez dans nos cœurs l'ambition
de la richesse, comme lui l'ambition de la
gloire. Mais la guerre à coups de dollars est
aussi meurtrière que la guerre à coups de fusil,
et ceux qui allument l'une ou l'autre méritent
au même degré la réprobation de l'humanité.

Pour nous, médecins, qui sommes aux ambulances, qui ramassons sur la route les blessés
de la bataille, qui (vous le dites vous-même)
« sommes appelés à lutter face à face avec les
« tristes réalités de la vie, et voyons, mieux
« que tous les autres hommes, la vanité des
« vanités », nous sommes amenés à juger
néfaste pour l'avenir de la race l'exemple
d'hommes tels que vous.

« Et, tenez!. vos admirateurs même ne peuvent s'empêcher de jeter le cri d'alarme.
M. Gabriel Bonvalot, un de nos professeurs
d'énergie, celui qui a écrit une préface à l'édi-
tion française de votre livre, fait, dans cette
préface, la constatation suivante : « Néanmoins,
« on doit croire qu'à courir avec tant d'ardeur
« après la fortune et à l'atteindre si vite, un
« peuple se fatigue, car on dit qu'en Amérique,
« le nombre des gens surmenés est très consi-
« dérable, que les systèmes nerveux ne peuvent
« résister à une tension continuelle et violente
« que déjà des phénomènes de caducité appa-
« raissent dans l'Est où la natalité est assez
« faible pour inquiéter les hommes d'État ».

Ce qui ne l'empêche pas, d'ailleurs, de conclure
(ô logique!) : « Je regrette qu'un tel homme
« (c'est de vous qu'il s'agit) ne soit pas Fran-
« çais, car il remettrait notre pays sur son
« axe, si cela est possible ». Si c'est sur l'axe
de la caducité, merci bien! M. Bonvalot, et
laissons les idées de M. Carnegie en Amérique. »

Voilà ce qu'un médecin pourrait répondre
aux professeurs d'énergie. Certes, on ne pourrait l'accuser de prêcher l'inutilité de l'effort
et les bienfaits du fatalisme, lui, dont toute la
vie se passe à lutter contre la maladie et la
mort. Mais nous voulons que cet effort soit
mesuré au degré de résistance de chaque individu et qu'au lieu de pousser les masses à
l'action intensive par l'appât de la richesse ou
de la gloire, au risque d'avoir un déchet for-
midable, on fasse une sélection parmi les
mieux doués en fait de substance cérébrale.

Un exemple expliquera ma pensée : Dernièrement (29 mai 1904) a eu lieu à Paris une
épreuve de résistance physique, dite la « Marche
de l'armée ». On avait choisi dans chaque régi-

ment, ou à peu près, de l'armée française
10 des meilleurs marcheurs, et on avait lancé
ces 2000 hommes d'élite sur une route de
42 kilomètres, à la conquête d'un trophée,
d'un « challenge ». Or, un bon quart est resté
en route, dans les ambulances, ou est arrivé au
but dans des conditions pitoyables. J'ai assisté
à l'arrivée, et j'estime qu'un homme à peine
sur 20 était en bon état; les autres étaient
épuisés; certains n'avaient terminé le trajet
que soutenus, portés même par leurs cama-
rades. Et il s'agissait là, je le répète, d'une
élite de jeunes gens ayant subi une sélection et
un entraînement. Supposons maintenant que
l'on ait lancé toute l'armée française à la conquête du trophée; je vous laisse le soin d'esti-
mer le déchet.

Eh! bien, il en est ainsi pour le surmenage
cérébral que vous conseillez à une race tout entière. Vous amènerez de l'épuisement nerveux
au lieu d'épuisement physique : ce sera la seule
différence; mais le déchet sera considérable.

« Si un homme, dit le D' Dowse[1], puise con-

1. Dowse. *Neurasthénie.*

tinuellement à sa réserve d'énergie, quelque fort que soit cet homme, sa puissance vitale et sa force de résistance seront inévitablement affaiblies, et, si la vie elle-même n'est pas écourtée, il deviendra prématurément vieux. »

Et encore :

« L'épuisement cérébral par surmenage intellectuel, par ce qu'on appelle le *gavage du cerveau*, est, peut-être, un des plus grands maux sociaux des temps modernes, et c'est tout simplement une tache sur la civilisation en marche. Il est en opposition avec toutes les lois biologiques (sociale, morale, hygiénique, éthique, physique et rationnelle). Si tous les cerveaux étaient doués des mêmes puissances de pensée, de mémoire et de perception, et si les attributs volitifs de l'esprit, en dehors des attributs purement automatiques, étaient aussi effectifs et aussi corrélatifs chez tous les individus, peut-être pourrions-nous conclure avec raison que les esprits sont des esprits, les cerveaux des cerveaux, et que le cerveau a seulement besoin de culture physique, pour le rendre capable de produire une certaine somme de travail dans

un temps donné, juste comme une machine à
vapeur qui consomme une certaine quantité de
charbon pour produire un équivalent connu de
force. Mais ce n'est pas du tout le cas du cerveau humain, et la culture ne peut jamais faire
cela. Une éducation soigneuse et précoce des
processus automatiques du cerveau est l'un des
facteurs les plus essentiels, sinon le plus essen-
tiel, sur lequel s'appuie cette solide fondation,
dont doit nécessairement dépendre le monu-
ment futur de l'esprit. »

Mais cette éducation du cerveau devrait être
proportionnée à la capacité intellectuelle de
l'enfant. « Le cerveau de l'enfant, dit le
Dr Dowse (je parle de la masse, laissant à des-
sein de côté les individualités générales), est
tout à fait incapable de recevoir, ou, en tout
cas, ne devrait pas être exercé à recevoir plus
qu'il ne lui est apporté automatiquement par
les facultés de perception, et cela, un certain
temps après le développement de la raison. »

Or, c'est le contraire qui a lieu généralement.
Les programmes d'enseignement, très chargés,
tout le monde en convient, sont les mêmes

pour tous. On enseigne les mêmes matières à toutes ces intelligences si diverses. Tant pis pour ceux qui ne peuvent pas suivre. Aussi, l'enfant, celui qui a un peu d'amour-propre, fait-il des efforts considérables pour s'assimiler des connaissances auxquelles son esprit est rebelle ; il s'épuise dans ces efforts, et peu à peu s'établit un état neurasthénique, qui peut aboutir à la neurasthénie vraie. Ceci explique pourquoi beaucoup d'enfants ne peuvent arriver au terme des examens et acquérir la situation sociale que leurs parents avaient rêvée pour eux. Quelle folie de décréter, dès que l'enfant porte culottes : « J'en ferai un officier, ou un ingénieur, ou un médecin, ou autre chose ! » Savez-vous si l'esprit de cet enfant sera apte à s'assimiler les connaissances exigées par ces professions ? C'est une grave erreur de vouloir faire entrer dans le cerveau des enfants plus que ce cerveau ne peut s'assimiler sans un effort démesuré de volonté ; car, même si l'on réussit, la dépense de force nerveuse aura été si grande, qu'il y aura très peu de chances de voir se rétablir l'équilibre primitif.

Prenons un exemple. Suivons dans un lycée une génération d'élèves depuis le début des études. Combien atteindront le but qui leur a été fixé? J'ai essayé de faire le calcul, en passant en revue les 21 élèves qui composaient la classe de cinquième d'un lycée en 1876, et dont je possède une photographie. J'en ai perdu de vue un certain nombre; mais, parmi ceux dont j'ai eu des nouvelles, cinq sont morts. Cela fait donc une mortalité d'*au moins* un quart. Que chacun fasse la même récapitulation pour sa génération, et l'on se rendra compte de l'importance du déchet : un Tel est mort de méningite, un Tel s'est suicidé, un Tel est resté en route épuisé, « fruit sec », selon l'expression consacrée, etc. Faites le calcul de toutes ces victimes du surmenage, vous en serez effrayé.

Si, d'autre part, on pouvait faire la même expérience pour une génération d'élèves d'une école primaire de campagne, la comparaison serait, sans doute, instructive. On trouverait très probablement moins de morts, et sûrement pas un seul neurasthénique, du moins parmi ceux qui n'auraient pas émigré vers les villes.

Ce sont des statistiques de ce genre qui éclaireraient d'un jour nouveau la question du surmenage intellectuel des enfants et montreraient l'influence néfaste de ce surmenage sur le système nerveux. Tout ce que l'on peut affirmer, c'est qu'il y a une coïncidence entre l'intensité de ce surmenage et l'augmentation des cas de neurasthénie; de là à conclure qu'il existe un rapport étroit entre ces deux phénomènes, il n'y a qu'un pas, que la logique permet de franchir.

2° NEURASTHÉNIE PAR CAUSES MORALES.

Nous avons vu que certains médecins n'admettent que ces causes comme déterminantes de la neurasthénie. Certes, il serait puéril de nier l'influence des soucis, des chagrins prolongés sur le moral, et, par conséquent, sur le système nerveux. Tout le monde sait que « le chagrin tue » et que l'on devient « fou de chagrin ». Cependant, je pense, comme Dowse, que « pour produire un effet aussi désastreux, il faut qu'il présente un terrain préparé, et ce terrain est toujours un tempérament nerveux ». Ainsi donc, ces causes n'agiraient que comme la goutte d'eau qui fait déborder le vase; elles ne seraient que des causes provocatrices. Un goutteux, un rhumatisant souffre aux changements de temps; ce n'est pourtant pas la baisse de la pression barométrique qui lui a donné la goutte ou le rhumatisme. De même les secousses morales ne donneront pas la neurasthénie; mais les chagrins, l'anxiété de l'esprit, les ennuis domestiques affectent tellement la tonicité naturelle et la santé du corps, et ils affaiblissent tellement la vitalité des individus, que ceux-ci sont influencés immédiatement par les changements venant d'eux-mêmes ou du dehors.

Mais comment les chagrins, les soucis, peuvent-ils amener l'épuisement nerveux? Je crois, pour ma part, que c'est en empêchant le sommeil. Le savetier de La Fontaine, en encaissant ses cent écus, perdit tout aussitôt ses chansons et son somme. Sûrement il serait devenu neurasthénique si cette maladie avait existé de son temps et s'il n'avait eu la sagesse de se débarrasser de ses soucis en rendant l'argent. Une simple préoccupation n'amène-t-elle pas l'insomnie chez les gens même les moins nerveux? Si la préoccupation est plus forte, si les soucis sont plus prolongés, ils amèneront une insomnie prolongée. Or, c'est pendant le sommeil que le système nerveux répare ses forces, que l'accumulateur se recharge de fluide électrique. S'il n'y a pas de sommeil, il n'y a pas de repos réparateur pour le cerveau, et, forcément, il y a épuisement. Le fait est facile à vérifier, en dehors de toute cause morale, chez les individus qui, par profession, n'ont que peu de sommeil : les gardes-malades, par exemple. Ces personnes supportent plus facilement de grandes fatigues physiques avec un sommeil suffisant que peu de fatigue sans sommeil.

Eh! bien, il en est de même dans la vie ordinaire. Dans les grandes villes surtout, on ne dort pas assez. On se couche généralement tard, et, sauf les oisifs, on se lève relativement tôt. Pour peu qu'il y ait interruption du sommeil, soit par des cris d'enfant, soit par une indisposition quelconque d'un membre de la famille, ou pour une cause quelconque, la somme de repos est fréquemment insuffisante. J'ai vu des neurasthénies se développer chez des concierges de maisons habitées par des mondains, et réveillés à tout instant par les allées et venues des locataires. Ajoutez à cela que, dans les grandes villes, le bruit des rues n'est jamais interrompu; ce bruit, par l'habitude acquise, n'éveille pas le dormeur, mais il n'en est pas moins perçu, et, inconsciemment, il doit agir sur les cellules cérébrales. Le sommeil n'est donc jamais profond ni continu; par conséquent, le repos n'est pas complet.

Cette habitude des veillées est particulièrement nuisible aux enfants. On peut remarquer qu'après une veillée le sommeil de l'enfant est agité. En général, on ne se rend pas suffisamment compte que le sommeil doit constituer la moitié de l'existence chez l'enfant de 2 à 4 ans. Dix ou douze heures de repos la nuit et deux heures de sieste l'après-midi sont indispensables à cet âge. Et je suis persuadé que beaucoup de cas d'affaiblissement nerveux chez les enfants sont dus à ce que ces conditions ne sont pas remplies.

Il en est tout autrement à la campagne. Grands et petits ont leur compte de sommeil. Sans doute, le paysan qui se lève avec le soleil et se couche en même temps que lui, dort relativement peu en été; mais il compense cela pendant les longues nuits d'hiver. Aussi, son système nerveux est-il normalement équilibré.

S'il restait quelque doute sur l'influence du manque de sommeil sur le développement de la neurasthénie, il suffirait de remarquer comment la maladie débute. Généralement, c'est par l'insomnie. On dirait que le cerveau, privé pendant longtemps du repos réparateur nécessaire, a perdu la faculté de provoquer le besoin de ce repos. « Moins on dort, moins on a envie de dormir », dit-on communément. Cela est vrai, mais il est vrai aussi que le système nerveux s'épuise à ce jeu; et, quand la fatigue survient, il n'est plus possible de provoquer le sommeil.

3° NEURASTHÉNIE POST-GRIPPALE.

En général, les maladies infectieuses laissent après elles, pendant la convalescence, une dépression de l'organisme. Cette dépression est plus ou moins accusée et dure plus ou moins de temps suivant la maladie et suivant l'intensité de l'infection ; elle atteint son maximum dans les formes nerveuses des maladies infectieuses. Il va de soi que la forme cérébrale de la fièvre typhoïde, par exemple, laissera l'organisme plus déprimé que la forme purement intestinale. Si donc ces infections surviennent chez des individus ayant un système nerveux déjà déprimé, il y a beaucoup de chances pour que ce système nerveux reste longtemps épuisé.

Parmi ces infections, il en est une qui nous intéresse particulièrement ici, justement à cause de ses effets déprimants tout spéciaux : je veux parler de la grippe.

La grippe est une maladie infectieuse, épidémique, qui peut se manifester de trois façons différentes : soit par de la bronchite, soit par des douleurs névralgiques, soit par de l'embarras gastrique. Le docteur Héricourt, dans son intéressant ouvrage sur « Les frontières de la maladie », est d'avis que la grippe est une maladie primitivement intestinale, et que les symptômes de bronchite et de névralgies viennent seulement comme complications. Mon expérience personnelle, basée sur un nombre considérable de cas observés pendant et depuis l'épidémie de 1889, tend à me faire considérer la forme pulmonaire et névralgique de la grippe comme spéciale aux temps froids et secs, tandis que la forme gastro-intestinale serait réservée aux temps chauds et humides. L'une serait la grippe d'hiver, l'autre la grippe d'été. J'ai remarqué en outre que des poussées épidémiques de grippe, en hiver ou en été indifféremment, coïncidaient toujours avec les vents du nord ou de l'est.

Quoi qu'il en soit, un caractère tout particulier de la grippe, c'est qu'une première atteinte, loin de conférer l'immunité, comme c'est en général le cas pour les autres maladies infectieuses, prédispose au contraire aux rechutes. De sorte qu'il est très fréquent de voir des personnes atteintes successivement des trois formes de la grippe alternant avec une désespérante régularité.

« Il faut d'ailleurs savoir, dit le docteur Hé-
« ricourt [1], que l'état d'intoxication grippale
« est très persistant, et qu'il peut se manifester
« encore six semaines, deux mois, trois mois
« même après l'atteinte fébrile et les troubles
« intestinaux qui marquent l'infection primi-
« tive. »

Or, la grippe a encore ceci de tout à fait particulier, c'est qu'elle laisse après elle un état d'épuisement nerveux extrême. Il n'est donc pas étonnant qu'après une série de rechutes de la maladie il s'établisse un état neurasthénique. Je suis de l'avis du docteur Héricourt lorsqu'il dit :

« Chez les malades, même faiblement touchés, on peut observer un état de convalescence de très longue durée et caractérisé par une grande

---

1. *Loc cit.*

faiblesse, des transpirations faciles, de l'inaptitude aux travaux du corps et de l'esprit, *de la neurasthénie*, en somme, par des signes variés et non douteux d'une intoxication profonde. »

Et plus loin :

« Lors de la grande épidémie de 1889-1890, les médecins ont observé, se prolongeant jusqu'en 1894, une constitution médicale nerveuse à laquelle ils n'étaient pas accoutumés. Jamais les neurasthénies n'avaient été si nombreuses. Tous les individus qui étaient à la limite de leur résistance tombèrent au-dessous de cet état. Les cas de folie, les suicides subirent une recrudescence marquée, chacun tombant du côté où il penchait.... Tout le monde était empoisonné, de ce poison nervin spécial que sécrètent les microbes de l'influenza. »

Le docteur Decroux, dans sa thèse inaugurale sur « Les rapports de la maladie de Beard avec les maladies infectieuses », émet la même opinion :

« La grippe est un des facteurs les plus nets de l'état neurasthénique, du moins elle nous apparaît dans ce moment comme une de ses causes les plus fréquentes ».

Et il cite le cas d'un médecin, « très surmené depuis longtemps, qui contracte la grippe et malgré cela continue ses travaux ; alors, quelque temps après, il devient hypocondriaque, se tâtant le pouls, prenant sa température, se croyant menacé d'une pneumonie, parce qu'il a une névralgie intercostale ; il présente, en outre, de la céphalalgie, des vertiges et de l'asthénie musculaire, contrastant avec son apparence athlétique ».

De son côté, Dowse[1] dit : « Il y a indubitablement en œuvre dans cette maladie (l'influenza) une cause déterminante qui agit dans un très grand nombre de cas sur le système nerveux de l'individu infecté et qui agit d'une façon qui est tout à fait propre à cette infection ».

Pour ma part, j'ai rencontré un certain nombre de neurasthéniques chez lesquels la grippe avait été indubitablement la cause déterminante de leur maladie. Je retiendrai seule-

---

1. *Loc. cit.*

ment le cas suivant, comme un des plus caractéristiques :

Une dame de 43 ans, à antécédents héréditaires et personnels nettement neuro-arthritiques, subit, en 1902, une première atteinte de grippe gastro-intestinale; cette première atteinte est suivie, jusque vers le milieu de 1903, de plusieurs récidives, présentant tantôt la forme gastro-intestinale, tantôt la forme pulmonaire, tantôt la forme névralgique.

Ces crises grippales ont été toutes assez bénignes; cependant, à partir de la première, la santé commence à s'altérer : troubles gastriques très accusés, insomnie tenace, vertiges sans syncope, douleur des globes oculaires et sensation de vide dans la tête, palpitations, affaissement physique et intellectuel, amaigrissement; irritabilité et instabilité de caractère, accès profonds de mélancolie; en somme, tous les signes de la grande neurasthénie. Mais ce qui rend ce cas particulièrement intéressant, c'est que, à chaque récidive de grippe, tous ces troubles augmentent d'intensité et que l'épuisement nerveux devient de plus en plus profond,

au point que la malade ne peut faire vingt pas
sans avoir une demi-syncope. Et c'est seulement
quand le poison grippal fut complètement éli-
miné par un changement de milieu, un long
séjour à la campagne et un régime lacto-végé-
tarien strictement suivi, que la neurasthénie
commença à rétrocéder.

Il est donc avéré que la grippe est une maladie
neurasthénisante. On pourrait objecter que cette
maladie est épidémique, c'est-à-dire qu'elle
fait des apparitions à des époques plus ou moins
éloignées, tandis que la neurasthénie fait sans
cesse de nouvelles victimes. Ceci n'est pas tout
à fait exact. Les médecins ont, en effet, remarqué que, depuis l'épidémie brutale de 1889-90,
l'influenza avait tendance à devenir endémique
dans nos pays, avec des périodes de recrudescence. L'année 1901, entre autres, a été une de
ces périodes, et, depuis, je constate des cas de
cette maladie chaque fois que l'influence per-
sistante des vents du nord se fait sentir.
L'extension de la neurasthénie, coïncidant avec
l'établissement de l'endémicité d'une maladie
essentiellement déprimante, ne permet-elle pas

de conclure à une relation de cause à effet?
Pour ma part, je n'hésite pas à ranger la grippe
parmi les causes déterminantes de la neurasthénie.

4° NEURASTHÉNIE SYPHILITIQUE.

C'est le professeur Fournier qui a le premier appelé l'attention sur les rapports de
la syphilis et de la neurasthénie, dans ses
leçons sur « Les affections parasyphilitiques ».
D'après lui, chez un certain nombre de malades, « l'infection syphilitique devient certainement, incontestablement, le prétexte,
l'occasion, la cause d'états neurasthéniques
diversement constitués ». La syphilis agit :
1° par l'action anémiante, débilitante, dépres-
sive qu'elle exerce sur l'économie; 2° par le
branle-bas qu'elle apporte dans les fonctions
du système nerveux; 3° par sa réaction sur le
moral, par la terreur, l'effroi, le désespoir,
qu'inspire une maladie comme elle, de sinistre
renom, une maladie qui ne pardonne pas, ne
guérit pas, avec laquelle on n'est jamais
quitte, etc.

Le docteur Merlier, dans sa thèse sur « La neurasthénie d'origine syphilitique », a consigné neuf observations bien nettes se rapportant à ce sujet.

Il est donc hors de doute que la syphilis peut être une cause déterminante de neurasthénie. Or, la syphilis est extrêmement répandue, surtout dans les villes. Quoi d'étonnant dès lors qu'elle apporte un contingent nombreux à la grande armée des épuisés nerveux?

5° NEURASTHÉNIE PAR ALIMENTATION
ET NUTRITION DÉFECTUEUSE.

Nous abordons ici la cause intime, pour ainsi dire, de la neurasthénie. Certes, le surmenage, les secousses morales, les maladies infectieuses sont des facteurs importants de l'épuisement nerveux. Mais il faut que le terrain soit préparé, et n'est pas neurasthénique qui veut. Nous verrons plus loin quel rôle joue l'hérédité dans la préparation de ce terrain; mais l'individu lui-même peut le rendre favorable à l'éclosion du mal, et cela par une *ali-*

mentation défectueuse, laquelle entraîne à sa suite une mauvaise *nutrition*.

Expliquons-nous sur ces deux termes, qui sont souvent confondus dans le langage courant :

L'organisme humain, comme tout organisme vivant, est composé de petits éléments anatomiques, appelés *cellules*, lesquelles ont une vie propre, c'est-à-dire qu'elles naissent, se développent, se reproduisent et meurent, indépendamment les unes des autres, et c'est la vie de toutes ces cellules qui fait la vie de l'ensemble de l'organisme. Ces cellules, pour vivre, ont besoin de se nourrir. La nutrition des cellules consiste en deux mouvements inverses, l'un par lequel elles s'assimilent sans cesse des quantités nouvelles de substances (*assimilation*), l'autre par lequel elles se désagrègent continuellement et rejettent à l'extérieur les produits de cette désagrégation (*désassimilation*). Lorsque le premier de ces mouvements l'emporte en intensité sur le second, l'élément anatomique s'accroît; il demeure stationnaire si les mouvements d'entrée et de sortie, d'assimilation et de désassimilation, se contre-balancent; lorsque le dernier est le plus énergique, l'élément dépérit et meurt. Tel est le phénomène de la *nutrition*.

D'autre part, pour se nourrir, les cellules vont emprunter aux substances rendues assimilables par les différents actes de la *digestion* les matériaux qui leur sont nécessaires, et qui leur sont fournis par les aliments. La nutrition des cellules dépend donc de la digestion et de l'alimentation. Mais ces deux fonctions, tout en étant intimement liées l'une à l'autre, jouissent cependant d'une certaine indépendance. L'intestin rejette au dehors certaines substances non assimilables, « indigestes », et ces substances n'ont aucune action sur la nutrition des cellules. Donc, la digestion peut laisser à désirer et la nutrition être normale ; l'inverse peut aussi se présenter.

On voit par là que les deux termes : *nutrition* et *alimentation* sont loin d'être synonymes. On peut avoir une excellente alimentation et d'excellentes digestions et avoir une nutrition défectueuse.

La défectuosité de la nutrition, ce que j'appellerais volontiers la *cacothrepsie*, peut tenir à plusieurs causes; nous n'en retiendrons que deux, qui nous intéressent particulièrement : l'intoxication des cellules et le ralentissement des échanges.

1° Certaines substances alimentaires, spécialement les aliments d'origine animale, fournissent une plus ou moins grande quantité de produits toxiques, véritables poisons organiques, d'alcaloïdes que l'on dénomme *ptomaïnes*, *leucomaïnes*, etc. La nature de ces poisons et leur quantité est en rapport avec l'aliment ingéré et aussi avec l'intégrité plus ou moins complète du tube digestif.

Pour donner plus de poids à ces assertions, je citerai l'opinion de savants qui font autorité. Le professeur Gautier[1] écrit : « Le régime carné exagéré acidifie le sang et diminue les oxydations. Il charge les humeurs de l'économie d'une surabondance de déchets azotés, d'acide urique en particulier; il augmente les alcaloïdes urinaires; il congestionne le foie; il entretient

______

1. Armand Gautier. *L'alimentation et les régimes chez l'homme sain et chez les malades.*

souvent une constipation opiniâtre et amène
ainsi la dyspepsie, les embarras gastriques et
intestinaux, l'entérite ; il pousse au psoriasis, à
l'eczéma, etc. ; il développe les tendances rhumatismales, arthritiques, goutteuses et nerveuses. Une alimentation trop riche en viande
ne saurait être longtemps supportée sans danger pour l'économie. Elle produit l'hypertension
artérielle, la fatigue du cœur et *devient une des
causes prédisposantes les plus actives à la neurasthénie et à l'artério-sclérose.* »

Et plus loin (page 459) : « Tout ce qui trouble
directement ou indirectement les fonctions
digestives ou assimilatrices paraît avoir pour
conséquence une production exagérée de déchets
offensifs que démontre l'augmentation de la
toxicité urinaire. Ces substances, presque
toutes nocives, agissent sur les centres nerveux
dont elles produisent l'irritation et la déséqui-
libration. En particulier, l'irrégularité des
fonctions de l'estomac, de l'intestin, du foie,
des reins, des organes générateurs et de leurs
annexes sont des causes fréquentes de neurasthénie. »

Il y aurait encore à citer en entier là-dessus le chapitre si intéressant du livre du docteur Héricourt[1] sur les conséquences de la dyspepsie. Je n'en retiendrai que le passage suivant : « A tous les désordres antérieurs (dyspepsie gastrique et gastro-intestinale) vont dès lors s'ajouter ceux de l'insuffisance hépatique et rénale ; et ceux-là sont des troubles nerveux d'origine toxique. En effet, le milieu intérieur étant altéré dans sa totalité par les toxines non détruites par le foie, non éliminées par les reins, il se trouve que le système nerveux, qui est de tous les systèmes le plus sensible aux poisons, sera le premier troublé dans ses fonctions générales.

« C'est alors qu'on observe ces troubles multiples, variés au hasard des susceptibilités, des points de moindre résistance individuels, troubles dont est faite cette maladie vague, mal définie, protéiforme, désespoir des malades et des médecins, que l'on nommait au siècle dernier la « névrose », et qui est aujourd'hui la « neurasthénie ».

1. *Loc. cit.*

Je suis tout à fait d'accord avec le docteur Héricourt, sauf sur cette dernière phrase. Non, la neurasthénie n'est pas la névrose du siècle dernier. Les « vapeurs » des belles marquises de jadis n'avaient rien de commun avec l'épuisement nerveux de nos jours. Le docteur Levillain l'a bien montré, après d'autres spécialistes, et il a prouvé que la névrose existe à l'époque actuelle, à côté de la neurasthénie.

Quoi qu'il en soit, nous croyons avoir suffisamment démontré que l'intoxication des cellules, et en particulier des cellules nerveuses, est une cause de défectuosité de la nutrition et, par contre-coup, une cause de neurasthénie.

2° Le ralentissement des échanges est une autre cause. Le professeur Bouchard a, le premier, attiré l'attention sur les maladies par ralentissement de la nutrition. Il a montré que, quand les deux mouvements d'assimilation et de désassimilation n'avaient pas lieu assez activement, il se produisait un encrassement de l'organisme, exactement comme un fleuve dont le courant est trop lent, laisse déposer dans son lit la vase qui finit par le combler. Lorsque

la nutrition est ralentie, les combustions organiques sont incomplètes, l'acide urique, inso-
luble, se substitue à l'urée, soluble, et reste,
en partie, dans les tissus, certains corps gras
envahissent les cellules ; bref, la vitalité des
éléments anatomiques se trouve compromise. Il
en résulte un état morbide appelé *arthritisme*,
avec ses différentes manifestations (goutte,
rhumatismes, gravelle, artério-sclérose, etc.).
Cette diathèse arthritique peut exister sans
manifestations du côté du système nerveux.
Mais chez les sujets prédisposés, ce sont les
cellules nerveuses qui sont le plus touchées :
ces sujets sont des neuro-arthritiques. C'est
pourquoi le neuro-arthritisme et la dyspepsie
sont toujours notés comme antécédents chez les
épuisés du système nerveux.

Dans un travail publié par le docteur Vigou-
roux sur « Les rapports de l'arthritisme avec la
neurasthénie », 48 observations établissent que,
sous l'influence de la diathèse arthritique se
développent des syndromes neurasthéniques,

Et l'on peut fort bien s'expliquer ainsi le
mécanisme de la neurasthénie : Voici un neuro-

arthritique dyspeptique ; il est dans un état
d'équilibre de nutrition instable, de cacothrepsie. Qu'il se trouve placé sous l'influence
d'une cause neurasthénisante, surmenage, chagrins, grippe, syphilis, déperdition de fluide
nerveux d'une façon quelconque, l'équilibre
sera rompu, et la maladie sera constituée.

Je ferai remarquer en passant que la plupart
de ces causes neurasthénisantes sont des causes
sociales : j'y reviendrai plus loin, car ceci est
le but principal de mon étude. Auparavant, je
veux examiner rapidement quel est le rôle de
l'hérédité dans l'éclosion du mal.

III

La neurasthénie est-elle héréditaire?

Si l'on prend le terme hérédité dans son sens strict, on peut affirmer que la neurasthénie n'est pas héréditaire. Un neurasthénique n'engendre pas un neurasthénique. Mais, de même qu'un tuberculeux transmet à sa descendance une prédisposition à la tuberculose, de même le neurasthénique lègue à la sienne une tare qui pourra provoquer l'épuisement nerveux chez les descendants, si ceux-ci se trouvent sous l'action de causes neurasthénisantes, ces causes agissant chez eux beaucoup plus énergiquement que chez des sujets exempts de cette

tare. Nous venons de voir que le neuro-arthritisme était une diathèse presque constamment
rencontrée à la base de la neurasthénie. Or le
neuro-arthritisme est essentiellement héréditaire. Nous nous trouvons ainsi en face d'une
grande classe de dégénérés héréditaires qui
deviendront facilement la proie du fléau.

« Toutes ces maladies (les maladies nerveuses), dit le docteur Héricourt[1], sont considé-
rées aujourd'hui comme des états de dégénérescence; elles sont donc d'origine héréditaire, et
si l'on explore la vie pathologique des ascendants des dégénérés dont il s'agit, on y trouve
invariablement des infections graves ou des
intoxications profondes, qu'elles aient résulté
de maladies de la nutrition ou de l'absorption
de poisons tels que l'alcool. »

.... « Soumis à l'influence de ces mêmes
poisons, de ces mêmes toxines qui, chez leurs
ascendants, ont causé la déchéance originelle,
ces héréditaires voient tout à coup leur système
nerveux, qui était à la limite de la fonction

1. *Loc. cit.*, p. 84.

suffisante, tomber dans l'insuffisance manifeste et la maladie latente éclater sur un mode caractérisé. C'est toujours le verre plein qui déborde par l'addition de la moindre quantité de liquide. »

On est donc autorisé à conclure que si la neurasthénie n'est pas héréditaire, les causes intimes qui y prédisposent le sont. Et l'on voit déjà l'importance de cette constatation au point de vue des conséquences sociales de la neurasthénie. Nous y reviendrons.

IV

La neurasthénie est-elle contagieuse?

Qui dit contagion, dit microbe, germe, contage. Or, la neurasthénie n'a pas de microbe spécifique. Donc, la neurasthénie ne serait pas contagieuse. Et cependant elle peut l'être. C'est que, dans le domaine mental, il existe une contagion spéciale qui s'appelle la *suggestion*. Un orateur qui enflamme·une foule, un chef qui entraîne ses soldats, etc.. agissent par suggestion. Et les sujets nerveux sont les plus suggestionnables. Tout le monde sait que, dans une salle d'hôpital où sont soignées des hystériques, une crise chez une de ces malades peut provoquer une véritable épidémie de crises chez les autres. L'exemple historique des possédées de Loudun est typique à cet égard.

N'est-il pas naturel qu'une maladie essentiellement nerveuse, comme la neurasthénie, obéisse à cette loi? Le neurasthénique peut donner son mal, par suggestion, à une autre personne avec laquelle il vit, à la condition que cette personne soit une prédisposée. Et ainsi s'expliquent ces neurasthénies à deux que l'on constate quelquefois chez des époux, et dont le docteur Levillain[1] a recueilli deux observations que je vais résumer.

M. C..., 25 ans, présente les caractères de la variété de neurasthénie avec anémie et amaigrissement. La maladie débuta, à la suite de surmenage intellectuel très accusé, par de l'insomnie, de la fatigue cérébrale, de l'amyosthénie matutinale et une grande excitation nerveuse.

Actuellement, aspect général presque cachectique. Céphalée constrictive, lourdeur et confusion des idées, sommeil troublé par des cau-

____

1. *Loc. cit.*, page 43 et page 45.

chemars, fatigue musculaire, troubles gastro-intestinaux. Caractère très irritable et très triste, tristesse augmentée par ce fait que le malade a neurasthénisé sa jeune femme.

En effet, Mme C..., 22 ans, présente elle-même depuis quelque temps les caractères non douteux d'une forme légère de neurasthénie, qui s'est développée sous l'influence des contrariétés et de la préoccupation de la santé de son mari. Vertiges, impuissance cérébrale, troubles du sommeil, amyosthénie matutinale, troubles gastriques, palpitations, excitabilité, envies de pleurer, impossibilité de travailler, etc.

Ménage M..., dont le mari, devenu neurasthénique et glycosurique, a développé chez sa femme, par suite des inquiétudes que lui causait cet état, et des contrariétés dues à son irritabilité, etc., un véritable état de neurasthénie très nettement caractérisé.

On voit par ces exemples qu'il existe une contagion par suggestion de la neurasthénie. Cette donnée a son importance, ainsi que nous allons le constater en étudiant maintenant les conséquences de cette maladie.

V

Conséquences de la neurasthénie.

Nous allons examiner les conséquences de la neurasthénie pour le malade, pour son entourage et pour la société.

1° *Pour le malade.* — « L'homme ou la femme atteint d'épuisement nerveux est, à mon avis, dit le docteur Dowse, l'être le plus infortuné de la création. »

Voici, par exemple [1], un homme dans la force de l'âge, athlétique, actif, aux nerfs solides, placé à la tête d'une grande maison de commerce, doué d'une grande capacité en affaires,

1. D'après Dowse.

régulier dans ses habitudes, tempérant, mangeant et dormant bien, qui est pris du désir d'augmenter ses revenus, et, comptant réaliser une grande fortune, se lance dans une autre branche d'industrie. Il manque son but et est écrasé par des forces contraires. Quel est le résultat? C'est que la manière d'être de cet homme solide change entièrement. Ses nuits sont mauvaises : il tourne et s'agite dans son lit, la tête remplie d'idées confuses, mille pensées traversent son esprit en quelques secondes. Le calme et le silence de la nuit l'enveloppent, mais sans amener le repos et sans écarter peines et soucis ; ils ne font qu'exaspérer davantage ses nerfs. Il n'a même pas la ressource de combattre par la lecture la monotonie écrasante de ses nuits, car il est incapable de fixer son attention.

L'aube succédant à ces nuits terribles trouve le malade éveillé, las et malheureux. L'heure du lever est arrivée, et notre homme, en proie au « démon de la neurasthénie », se trouve faible, impotent, sans courage. Son caractère, qui se distinguait jadis par la perspicacité, la clarté, la fixité dans les desseins, la détermination et la décision, est maintenant devenu faible, irrésolu, indécis, hésitant, vacillant, en proie au doute, craintif, capricieux. Il éprouve un éloignement, un dégoût, presque une véritable aversion pour les choses qui lui faisaient le plus de plaisir. Ses instincts les meilleurs, les plus purs, les plus nobles, les plus hauts ont engagé le combat avec les instincts les plus bas, les plus vils et les plus profanes : et la matière l'emporte pour le moment sur l'esprit.

On constate chez cet homme une extrême défiance pour tous ceux en qui il avait auparavant la confiance la plus absolue. Il essaye bien de forcer sa volonté à entrer en jeu; mais il manque de force de volonté, et, plus il dépense d'énergie à vouloir, plus l'effort s'affaiblit, jusqu'à ce qu'enfin énergie et volonté semblent ne plus exister.

Cependant des périodes de sensibilité et d'allégresse extrêmes alternent avec de la dépression et même de la mélancolie. On le considère ainsi, tantôt comme un hypocondriaque, tantôt comme un exalté. Il est, à tout prendre, un des plus malheureux parmi les mortels heureux.

Cet « état d'âme » lamentable du neurasthénique a attiré l'attention des littérateurs psychologues. Je lisais dernièrement dans un journal une nouvelle de M. Edmond Haraucourt, qui mettait en scène un M. Dancevoir, lequel, à l'âge de 42 ans, s'éprend de la fille de son meilleur ami; mais trop honnête pour abuser de cette enfant, il s'éloigne.

« Dès lors, ayant entrevu dans un rêve le but véritable de la vie, il fut l'homme auquel on a retiré son but et qui marche en sachant qu'il ne va nulle part.

— Pourquoi ceci, pourquoi cela, ou cela plutôt que ceci?

Des choses en lui croulaient sans cesse, entraînant d'autres choses; sans qu'il le voulût, presque sans qu'il le sût, il se désagrégeait, et cette mort perpétuelle, presque exempte de douleur, et faite uniquement d'ennui, affadissait toutes ses heures.

L'habitude de l'ennui en crée normalement le besoin, et le manque de désirs engendre peu

à peu l'horreur de tout désir. La pensée réagit
sur le corps, le corps sur l'âme : un cercle
s'établit, d'actions réversibles; le dédain des
réalités accentue la négation des principes, et
l'inutilité de nous va conclure au néant de tout.

— A quoi bon?

Les théories s'effondrent : rien n'est sûr,
rien n'est vrai. Les goûts physiques confessent
leur vanité : peut-être. Le cigare n'est pas
indispensable? Les besoins physiques cèdent à
leur tour, en se laissant restreindre au strict
nécessaire : il faut manger pour vivre, mais
pourquoi faut-il vivre?

M. Dancevoir niait tout, récusait tout, mé-
thodiquement et constamment; à toutes minutes, par tous les sens, il percevait le néant et
l'absorbait par tous ses pores.... »

La jeune fille se maria, et, à partir de ce
moment, notre homme devient plus nerveux,
« tracassé d'impatience, qui trépidait au repos
et sursautait sous les contacts ». On le juge peu
sympathique et l'on dit de lui que c'est un
homme aigri. Un pessimisme noir s'installe
dans son âme, et, finalement, il s'empoisonne.

L'auteur a décrit là, peut-être sans le vouloir, un beau cas de neurasthénie par chagrin. On y suit l'angoisse douloureuse de ces malades, qui, privés de la volonté de vouloir, en arrivent au nihilisme absolu. Conçoit-on le martyre de ces malheureux, qui, ayant conservé toute leur lucidité, se souviennent de ce qu'ils ont été, constatent l'inutilité de leurs efforts pour remonter le courant qui les entraîne et assistent impuissants à leur déchéance?

Quel autre supplice que celui du neurasthénique *nosophobe*, celui qui se croit atteint de toutes les maladies dont il entend parler, qui lit les livres de médecine, qui court les consultations de médecins, qui se tâte, se palpe, s'examine nuit et jour, passe son temps comme un condamné à mort attendant l'heure de l'exécution. Celui-là devient facilement la proie de la manie des drogues, surtout des excitants, éther, alcool, morphine, etc. Et à sa neurasthénie il ajoute une intoxication chronique, dont il est presque impossible de le guérir.

Et que dire de ceux dont la maladie se complique d'autres *phobies*, peur de l'espace (agoraphobie), peur du manque d'espace (claustrophobie), peur de la foule, peur de la solitude (monophobie), peur d'avoir peur, etc., de troubles mentaux divers pouvant aboutir à une véritable démence?

Sans aller aussi loin que Dowse quand il dit : « Je crois fermement que beaucoup de cas incurables de folie, d'ataxie locomotrice, d'atrophie musculaire progressive, de névrites périphériques, et d'autres maladies du cerveau et du système nerveux commencent par une neurasthénie des centres nerveux », il est hors de doute que, chez les prédisposés mentaux, la neurasthénie peut aboutir à de tels désastres.

En tout cas, même en restant simplement neurasthénique, le malade est un impotent, physiquement et intellectuellement; il est incapable de s'occuper de ses affaires, de jouer un rôle social quelconque; sa valeur sociale se trouve donc annihilée, quelquefois pendant plusieurs années. J'ai connu des commerçants obligés d'abandonner leur maison de commerce, des écrivains forcés de cesser d'écrire, des fonctionnaires contraints de démissionner pour cause de neurasthénie.

Les conséquences de cette maladie peuvent donc être graves pour l'individu; mais, par contre-coup, ses méfaits s'étendent à l'entourage du patient.

2° *Pour l'entourage.* —Prenons, par exemple, un des malades de Levillain[1], M. Mo.... Ce malade présente comme caractéristique une très grande variabilité d'humeur : pessimiste ou gai à l'excès, mélancolique ou excité, indécis ou très entêté, émotif et très impressionnable, défiant de lui-même, très mobile et inconstant dans ses goûts, porté à la simulation ou à la bouderie, etc.

Comment son entourage va-t-il accepter ce qu'on appellera des « lubies »? Il est évident que, surtout au début, il se produira des conflits. Le patient passera pour insociable; ses amis le fuiront; s'il est marié, ce seront des

1. *Loc. cit.*, page 207.

querelles continuelles, qui pourront se terminer par une séparation. Combien de désunions entre époux, dites pour cause d'incompatibilité d'humeur, dont la cause vraie est purement pathologique et réside dans une neurasthénie à ses débuts! Combien de divorces qui n'ont pas d'autre cause! Et voilà le « démon neurasthénie », comme l'appelle Dowse, coupable d'avoir brisé des liens familiaux, compromis l'avenir d'enfants, ruiné des espérances de bonheur.

Quelquefois, le mal est reconnu à temps, et le malade est traité comme tel par sa famille. Mais alors, s'il n'est pas riche, c'est la misère pour celle-ci. Car le neurasthénique, incapable de travailler, ne peut subvenir aux besoins des siens. C'est la désespérance, c'est souvent le suicide. Heureux encore si le patient ne fait pas partager sa désespérance par son conjoint, comme dans les cas de neurasthénie à deux que j'ai cités! Heureux aussi s'il ne donne pas à ses enfants les tares de dégénérescence que j'ai montré être les stigmates des neurasthénies futures!

Et la neurasthénie de la femme, quelles conséquences n'a-t-elle pas pour la famille! Ce
sont les soins du ménage délaissés, les enfants
abandonnés à eux-mêmes, le mari, dégoûté du
foyer, allant chercher souvent au dehors un
dérivatif dans l'alcool. « L'alcool noie le chagrin », dit le peuple. Et de ce fait, la neurasthénie est une pourvoyeuse de l'alcoolisme.

Il résulte de tout cela, et les confidences que
j'ai reçues à ce sujet me confirment dans cette
opinion, que la neurasthénie est un véritable
fléau pour les ménages.

3° *Pour la société.* — Il est évident que le
neurasthénique, comme tout malade, est un
individu dont la valeur sociale est extrêmement diminuée.

Mais ce qui fait le danger social de la neurasthénie, c'est l'énorme extension qu'elle
prend. C'est une maladie devenue à la mode, et,
dans les grandes villes, tout le monde se flatte
de l'avoir plus ou moins. Le pire, c'est que
c'est vrai.

« Il est presque certain, dit Dowse[1], que la génération actuelle souffre d'un défaut de complexion constitutionnelle qui n'a jamais été défini, résultat probable du mélange des cachexies constitutionnelles des ascendants. »

Et le docteur Héricourt[2] : « La dégénérescence, plus ou moins localisée, plus ou moins latente et atténuée, est en somme le lot commun de l'humanité ; on comprend dès lors pourquoi un système nerveux bien équilibré et une mentalité absolument normale sont choses extraordinairement rares, si même elles existent. »

« .... Qu'on regarde attentivement autour de soi, et l'on verra que le nombre est grand de ces personnes que caractérisent une volonté plus faible que de raison, incapable de se déterminer ou de se fixer dans leur détermination, une suggestibilité et une mobilité de caractère excessives ; de ces personnes qui sont en réalité plusieurs personnes et ne se ressemblent pas d'un jour à l'autre, parfois d'une heure à l'autre ; sur lesquelles on ne peut pas

1. *Loc. cit.*
2. *Loc cit.*, page 86.

compter, bien qu'elles soient parfaitement honnêtes d'intention; qui n'ont en somme pas de caractère.

« Combien est banale aussi cette mentalité caractérisée par la difficulté de fixer l'attention; combien sont nombreux ces gens qui ne peuvent écouter ce qu'on leur dit plus de quelques secondes et se mettent à aborder un autre sujet de conversation, alors que vous n'avez pas encore terminé votre phrase; qui sont absorbés par leur pensée, de quelque minime importance qu'elle soit d'ailleurs, au point de ne plus rien voir ni sentir du milieu qui les entoure et qui semble supprimé pour eux; qui vivent surtout de la vie instinctive et inconsciente, passant dans le monde sans prendre de ses choses une connaissance consciente, obéissant à l'activité automatique de leur esprit, qui leur dicte d'ailleurs fréquemment, il faut le reconnaître, des actes très sensés, en raison de cette relative infaillibilité de l'instinct que l'on observe chez les animaux; menant, en un mot, une vie plus animale qu'intellectuellement humaine.

« Combien de ces inattentifs incorrigibles, dont les distractions ne sont que des anesthésies temporaires, de ces émotifs dont les troubles ne sont que de petites attaques, de ces rêveurs qui sont des somnambules? Combien de ces individus qui vivent toute leur vie sans prendre la conscience réelle de leur personne et du monde qui les entoure, sans se déterminer autrement que par les suggestions qui les enveloppent de tous côtés, et dont l'existence est, en somme, une sorte de rêve ininterrompu ou d'agitation inconsciente?

« De telles personnalités sont foule. On les coudoie à chaque pas; et tous ces tempéra-. ments nerveux ou frustes, toutes ces mentalités incomplètes ou décevantes, ce sont les signes atténués de l'état hystérique, ce sont les petites tares de la névrose, ce sont les empreintes banales de la dégénérescence. »

Ce sont là, en effet, des petits neurasthéniques, ceux dont la maladie n'est pas absolument confirmée, mais qui le sera à la suite d'un surmenage, d'un chagrin, etc. Mais on peut se faire une idée de ce qu'est une société composée de tels éléments.

Et tout d'abord, n'est-ce pas à l'épuisement nerveux qu'il faut attribuer ce manque de patience, de résignation et de « self-control », comme disent les Anglais, qui est la marque caractéristique des temps présents? Constatez combien les rapports entre citoyens deviennent de plus en plus difficiles. On ne supporte plus la contradiction ; comme les enfants, l'homme n'admet plus les contrariétés. Il s'emporte, il frappe, souvent il s'arme du couteau ou du revolver. Les journaux sont pleins chaque jour de crimes dits « passionnels ». Une femme ne veut pas réintégrer le domicile conjugal : son mari l'abat à coups de revolver; une maîtresse est abandonnée par son amant : elle lui lance du vitriol à la figure; un patron renvoie un ouvrier : celui-ci lui plante un couteau dans la poitrine. Il est remarquable de constater combien souvent des causes futiles poussent aujourd'hui à tuer. Il est certain que cette hyperexcitabilité psychique est un signe absolu d'affaiblissement nerveux; car un homme fort, au système nerveux bien équilibré, a de l'empire sur lui-même. Et cet affaiblissement nerveux, n'est-il pas vraisemblable qu'il est dû aux causes déprimantes que j'ai précédemment décrites, et à la suractivité de la vie moderne?

Il n'est pas douteux, en tout cas, que les cerveaux ne soient en équilibre instable. Je n'en veux pour preuve que le fait suivant : à Paris, au mois de juillet de la présente année, la température a dépassé pendant quelques jours 30 degrés centigrades; aussitôt se sont déclarés des cas innombrables de folie. S'il a suffi à ces cerveaux de quelques instants d'exposition au soleil pour provoquer un pareil phénomène, c'est qu'ils étaient vraisemblablement à l'extrême limite du bon sens. Comparons à ces Parisiens les paysans qui étaient à la même époque en train de faire la moisson, exposés toute la journée à ce même soleil; je suis persuadé que leur cerveau a mieux résisté.

La neurasthénie, ce mal de mélancolie, est aussi un danger social par le nombre des suicides qu'elle provoque. J'ai fait le relevé des suicides, d'après un seul journal, *Le Journal*, pendant la période comprise entre le 28 juin et le 22 juillet 1904. Les voici jour par jour : nous en tirerons quelques enseignements :

28 *juin*. — Un jeune homme de 17 ans, le jeune Sartori, se suicide à Paris. Le journal dit : « En proie à une neurasthénie occasionnée par la lecture immodérée d'ouvrages philosophiques des plus avancés. »

29 *juin*. — Le notaire de Septeuil, M. Richard, se suicide après avoir tué sa femme et son enfant. « L'an dernier, dit le journal, le médecin qui le soignait habituellement trouva chez M. Richard les symptômes évidents de « surmenage intellectuel ». — Il conseilla au notaire un séjour de quelques semaines sur la côte bretonne, l'obligeant à s'isoler du monde, de ses affaires et même de sa famille, pour le complet rétablissement de sa santé. — Depuis, M. Richard se plaignait fréquemment de violents maux de têtes, et dans son entourage, chacun s'accorde à dire que le malheureux a été frappé d'un accès de neurasthénie aiguë dans le moment où il a commis cet acte de folie. »

Le même jour. — Suicide du comte de Béhague, à Paris, par désespoir d'amour.

30 *juin*. — Suicide de M. Paillard, 18 ans. « Cette tragique détermination doit être attribuée à un état maladif du jeune homme, qu'un désespoir un peu romanesque avait aggravé pendant ces dernières semaines. »

3 *juillet*. — M. Combel, 26 ans, directeur des pompes funèbres de Sèvres, se tue pour cause d'embarras financiers.

Id. — M. Paul Garnier, 52 ans, chef de division dans une grande administration publique, se pend.

Id. — Mme Blanche Armand, 26 ans, confectionneuse, se jette par la fenêtre, par chagrin d'avoir divorcé.

Id. — M. Paul de Saint-R., hobereau gascon, arrivé depuis quelques jours à Paris, tente de se suicider en se jetant dans la Seine, parce qu'il n'a plus d'argent pour faire la fête.

Id. — M. Paul Godefroy, 45 ans, cordonnier, tente de se faire sauter la cervelle, pour cause de misère, dit-on.

5 juillet. — Mlle Lucienne B..., 15 ans, apprentie couturière, s'asphyxie par désespoir d'amour.

Id. — Un collégien, Georges A..., 16 ans, fils d'un chef de bureau d'une compagnie d'assurances, se tue d'un coup de revolver, à la suite d'une réprimande.

Id. — M. Jean R..., coiffeur, désespéré de l'abandon de sa femme, tente de se suicider en s'ouvrant la gorge à l'aide d'un rasoir.

Id. — On retire de la Seine le cadavre de M. Louis C..., papetier, qui avait disparu une huitaine de jours auparavant, en déclarant qu'il allait se suicider.

Id. — M. François Kléber, 52 ans, ouvrier, se pend aux grilles de l'atelier de son patron.

6 juillet. — A Paris, suicide collectif de deux jeunes filles, Louise Talasac, 15 ans, et Angélique Caillatte, 17 ans « s'ennuyant dans ce monde et trouvant la vie stupide ».

Id. — Un commerçant de Nogent-le-Rotrou, M. Victor Mothey, se jette sous un tramway, ne pouvant survivre à sa femme, morte huit jours auparavant.

Id. — Arthur Quénardelle, 35 ans, et Élise Charbonnier, femme Ledru, se suicident ensemble à Ay (Marne), leurs relations ayant été connues.

7 juillet. — Mlle Chaubard, 18 ans, se suicide à Boudigneux (Haute-Garonne), parce qu'elle est accusée par une voisine de lui avoir volé un oiseau.

8 juillet. — Un ouvrier électricien, Octave Huillier, 31 ans, tente de se suicider plusieurs fois dans la journée, et finalement se précipite du haut d'un pont de la rue de Bellefond.

Id. — On repêche dans la Seine le cadavre d'un ancien commerçant de Remiremont, M. Gustave Haas, 61 ans, qui s'est évadé de la maison de santé de la rue Blomet pour se suicider. On l'avait enfermé à cause de ses idées de suicide.

Id. — M. Henri Laisné, 38 ans, boulanger à Triel, s'asphyxie à l'aide d'un réchaud de charbon de bois. — Cause inconnue.

Id. — On retrouve dans un fourré du Bois de Boulogne, le cadavre d'un inconnu, mort depuis trois jours.

Id. — Un ouvrier serrurier, M. Alphonse C..., se pend pour cause de misère.

9 juillet. — Un cantonnier de la Ville de Paris, Gratiano, 52 ans, se suicide parce que sa femme, dont il était séparé, ne veut pas reprendre la vie commune.

10 juillet. — On trouve, dans le bois de l'Hautil, le corps d'un individu pendu à l'aide d'un mouchoir.

Id. — M. Justin E..., journalier, s'étrangle à l'hôpital Laënnec, où il était en traitement.

Id. — M. Alfred Boisard, de Sablé (Sarthe), 40 ans, se jette dans la Seine. — Pertes d'argent.

Id. — En proie à des idées noires et ayant déjà tenté de se suicider, Mme Hortense Clasquin, 63 ans, ménagère, s'asphyxie à Issy.

12 *juillet.* — Mme Berthe Oberger, commerçante, se tire un coup de revolver derrière l'oreille.

Id. — M. Guillotat, marchand de vins, se tire deux coups de revolver dans la tête. — Chagrin de la mort de sa femme.

Id. — M. Jean-Paul Pétoil, 38 ans, menuisier, se brûle la cervelle.

Id. — M. Jules Cuvier, 49 ans, cordonnier à Saint-Ouen, se frappe d'un coup de tiers-point au ventre.

13 *juillet.* — Louise G..., une fillette de 11 ans, à Montreuil-sous-Bois, se précipite d'une fenêtre pour échapper aux mauvais traitements de son père.

Id. — M. Ernest Ferdonnais, 41 ans, se pend à l'hôpital Laënnec où il était en traitement.

14 *juillet.* — Une femme d'environ 50 ans se jette dans la Seine.

Id. — Un rentier de Choisy-le-Roi, âgé de 73 ans, se tire trois coups de revolver sur différentes parties du corps.

Id. — M. Aug. Marie, ouvrier sellier, 53 ans, se pend après avoir frappé son concierge de quatre coups de tranchet.

16 *juillet.* — On repêche, à Auvers-sur-Oise, le cadavre d'une femme, Alice Romain, 34 ans, qui s'est jetée à l'eau avec son enfant âgé de 15 mois. Abandonnée par

son mari, elle donnait depuis quelque temps des signes
de dérangement cérébral.

Id. — Mme Hurard, 53 ans, corsetière, tente de se
précipiter par la fenêtre de son logement, au moment où
le commissaire de police, qu'elle avait prévenu de ses
intentions, entrait chez elle.

17 *juillet*. — Augustine Vallérané, 25 ans, se jette par
la fenêtre, à la suite d'une violente discussion avec son
amant, celui-ci voulant l'empêcher d'aller au bal.

Id. — Une ouvrière, Mathilde Lagueste, 46 ans, se
jette dans la Seine.

Id. — On repêche à Levallois-Perret, le cadavre d'un
journalier de cette localité, Julien Florèze, 58 ans ; cet
homme donnait depuis quelque temps des signes de dérangement mental.

Id. — On lit dans le *Journal* le récit du suicide dra-
matique d'un jeune homme de New-York, âgé de 22 ans,
M. Shapleigh, arrivé à Paris depuis huit jours. Morphinomane invétéré, bizarre d'allures. On l'avait trouvé la
veille dans sa chambre assis complètement nu dans un
fauteuil et couvert de sang. Il s'était ouvert plusieurs
veines avec un bistouri, après avoir absorbé un poison.
Sur sa table, au milieu de flacons de morphine, d'éther
et d'anesthésiques divers, étaient placés bien en vue
trois romans : les *Névrosés*, le *Triomphe de la mort*,
Fleurs de mal.

Id. — M. Armand Duval, 63 ans, tente trois fois de
se noyer.

Id. — M. Alphonse Fleury, cuisinier, se jette par la
fenêtre.

Id. — Un inconnu, âgé de 35 ans environ, élégamment vêtu, se fait sauter la cervelle dans la rue.

Id. — Un manouvrier d'Aulnay, 40 ans, se porte trois coups de couteau à la gorge.

Id. — Un serrurier d'Asnières, M. Jules David, 37 ans, se tire un coup de revolver dans la poitrine.

18 *juillet.* — Une ouvrière couturière, Mlle Léonie Tissier, 25 ans, se jette par la fenêtre.

Id. — Mme Jeanne Bruère, 40 ans, se coupe la gorge avec un couteau.

Id. — Mme P..., élève de l'école des Beaux-Arts, se tire un coup de revolver dans la tête.

Id. — Jeanne Denon, 27 ans, couturière, se jette dans la Seine par désespoir d'amour.

Id. — M. Georges Dautun, 38 ans, cantonnier à Boulogne-sur-Seine, se jette dans la Seine au pont de Saint-Cloud.

19 *juillet.* — Mme Marie L...., domestique, se précipite par la fenêtre de sa chambre.

Id. — Un homme d'une trentaine d'années se jette du haut de la colonne de Juillet.

Id. — Une femme inconnue se jette du haut d'un pont dans la Seine.

Id. — Émile F..., 16 ans, se jette par la fenêtre, à la suite de remontrances de ses parents. Il laisse une lettre indiquant que « ne voulant pas subir de continuelles vexations, il quittait cette terre de souffrances ».

20 *juillet.* — Près de Dreux, la femme Cœuret, 23 ans, coupe le cou à sa fille, âgée de 4 ans, et s'ouvre la gorge, à la suite d'une discussion avec son mari.

20 juillet. — A Paris, un ex-colonel américain, M. James Wilson, 64 ans, tire deux coups de revolver sur une jeune fille de 22 ans, Mlle Charlotte Mirman, et se tue ensuite. Motif : la jeune fille ne voulait pas l'épouser.

Id. — Mme T. F..., 55 ans, se noie dans le bassin du parc de Saint-Cloud.

Id. — On repêche trois cadavres dans la Seine.

21 juillet. — A la Bernerie, près Nantes, Mme Chanpoiseau, 25 ans, tue son enfant (13 mois) d'un coup de revolver et se tue ensuite, ne pouvant survivre à son mari dont on venait de lui annoncer la mort subite.

Id. — Une jeune fille de 15 ans, Marthe Parville, tire deux coups de revolver sur son amant, qui l'avait abandonnée, et se tue ensuite.

22 juillet. — Une ouvrière dévideuse, Claudine Barret, 48 ans, se tire un coup de revolver dans la tête. Motif : la misère.

Id. — M. Joseph Rudot, 37 ans, marchand de chevaux de Tours, se tire deux coups de revolver dans la poitrine, puis se tranche la gorge, dans un hôtel de Paris.

Id. — Mme Clotilde Vallade, 25 ans, se donne un coup de poignard dans la poitrine.

Id. — M. Manon, 27 ans, de Bois-Colombes, se jette dans la Seine à Clichy.

Id. — M. Kont, tourneur sur cuivre, se jette dans la Marne au Perreux.

Id. — Des agents de la brigade fluviale trouvent sur la berge de la Seine un cha eau canotier, un corset et un

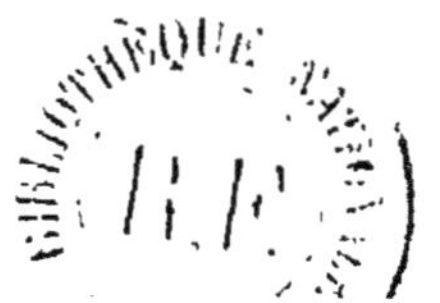

tour de cou en plumes. Sur le chapeau était épinglée la lettre suivante :

« Monsieur le commissaire,

« J'ai aimé, j'ai souffert. Je n'ai pas vingt ans, et, déjà, je suis lasse de vivre. C'est pourquoi, sans regret aucun, comme sans terreur, je dis mon dernier adieu à cette terre qui me fut toujours inhospitalière. »

Pendant la même période, le *Bulletin de statistique municipale* de la Ville de Paris enregistrait :

        du 26 juin au 2 juillet : 13 suicides ;
        du 3 — au 9   —   : 19   —
        du 10 — au 16   —   : 13   —
        du 17 — au 23   —   :   9   —

soit au total **54** suicides à Paris en moins d'un mois.

Certes, il serait peu juste de mettre tous ces suicides sur le compte de la neurasthénie. Ceux, entre autres, qui sont provoqués par une maladie incurable ou par la maladie de misère, quelquefois inguérissable aussi, n'ont que peu de rapport avec elle. Et cependant, on pourrait admettre que ces malheureux, dans leur lutte, souvent longue, contre la maladie ou la pauvreté, ont épuisé toute leur énergie morale, avant d'en arriver à la mort libératrice.

Laissons-les donc à la frontière : aussi bien nous en aurons d'autres à reconnaître comme des nôtres. Parmi les principaux, c'est ce notaire « surmené intellectuellement »; c'est le comte de Béhague; c'est ce directeur des pompes funèbres (ô ironie !); c'est ce chef de division dans une grande administration publique; c'est ce hobereau gascon qui n'a plus d'argent pour faire la fête; c'est cet Américain qui se tue à la Pétrone; c'est ce bataillon de désespérés pour cause d'amour ou d'intérêt, tous impuissants à surmonter des chagrins qui sont le lot commun de l'humanité.

Mais que penser de ces enfants, que les premiers combats de la vie découragent? « Je n'ai que vingt ans, et, déjà, je suis lasse de la vie. » Vingt ans ! l'âge de toutes les illusions, de toutes les espérances, jadis! Aujourd'hui, l'âge de l'épuisement nerveux! Et cet adolescent de dix-sept ans, que ses études ont amené à la neurasthénie et au suicide? Qu'en dites-vous,

messieurs les professeurs d'énergie? Allez-vous
continuer à pousser ses semblables, qui sont
nombreux, dans la même voie? En serait-il venu
là, cet enfant, si l'on n'avait pas surmené son
cerveau, sous prétexte de le voir « arriver »?
Petit pâtre, il serait sûrement encore vivant.
Et cet autre de dix-huit ans, qui ne peut plus
vivre, parce qu'on le sépare d'une maîtresse?
Etces deux enfants, l'une de quinze ans, l'autre
de seize ans, qui se tuent le 5 juillet? Et ces
deux jeunes filles de quinze et de dix-sept ans,
qui en font autant le 6, « trouvant la vie stupide »? Et celle de Boudigneux, qui se suicide
à dix-huit ans, parce qu'on l'accuse d'avoir volé
un oiseau? Et cette fillette de onze ans, qui se
jette par la fenêtre? Et ce morphinomane de
vingt-deux ans? Et ce gamin de seize ans qui
« quitte cette terre de souffrance »? Et la petite
amante de quinze ans, qui se supprime, après
avoir tenté de supprimer son complice? Tous
ces déséquilibrés nerveux ne sont-ils pas la proie
du « démon » de Dowse? Une douzaine d'enfants qui se tuent en moins d'un mois, n'est-ce
pas là un joli résultat de l'épuisement nervuex

dû aux conditions actuelles de l'existence?

Peut-on nier, après cela, qu'il n'y ait pas là un mal social? Mal social, danger social, certainement la neurasthénie l'est. Elle l'est, parce que, si elle ne pousse pas fatalement au suicide, elle conduit un peuple au pessimisme, à la veulerie, à la négation de tout. Et c'est précisément un symptôme que nombre d'observateurs ont constaté depuis un certain temps chez le peuple français. On a dit que nous étions en décadence : je ne le crois pas. Seulement, nous avons été surpris par la brusque évolution qui s'est faite dans les conditions économiques du monde entier pendant ces trente dernières années, et nos nerfs, peu habitués à de pareils surmenages, ont réagi, suivant la loi universelle de la réaction.

Que cette réaction nerveuse ne puisse avoir pour nous des conséquences fâcheuses, cela n'est pas niable. Il est certain que, chez un peuple, maître, comme le nôtre, de ses destinées, l'état cérébral de chaque citoyen peut avoir une influence sur la marche des affaires publiques, soit au point de vue économique, soit au point

de vue politique. Si, d'autre part, les membres
des assemblées délibérantes et les membres du
gouvernement sont, en majorité, des épuisés
nerveux, il est incontestable que leur ligne de
conduite subira les oscillations de leur état nerveux. Et leur politique, aussi bien à l'intérieur
qu'à l'extérieur, se caractérisera par l'incerti-
tude, l'indécision, le manque de « volonté de
vouloir », avec de brusques accès de suractivité
déréglée. Quelle piteuse besogne cela pourra
être! Conçoit-on la diplomatie d'un ministre
des affaires étrangères neurasthénique? Quelles
conséquences pour les intérêts d'un pays!

On le voit, le danger est partout. Mais fort
heureusement, le mal n'est pas incurable et
l'on peut trouver des remèdes à lui opposer.

VI

Traitement social de la neurasthénie.

Je n'ai pas l'intention de m'occuper ici des
médicaments à administrer au neurasthénique.
Cette maladie, en effet, par son étiologie, appar-
tient à la classe des maladies sociales; j'estime
donc qu'il faut lui opposer des remèdes sociaux.
En indiquant les modifications à apporter aux
conditions défectueuses des habitudes ou des
mœurs, nous instituerons par cela même le
traitement prophylactique; et en soumettant le
malade à une hygiène convenable, nous le
mettrons sur la voie du traitement curatif.

1° *Traitement prophylactique.* — La première grande cause sociale de l'épuisement nerveux, c'est le surmenage.

L'homme se surmène parce qu'il y est poussé soit par l'orgueil, soit par l'envie. Si on lui démontrait que le riche est souvent plus malheureux que le pauvre; si on lui faisait comprendre que le bonheur, après lequel il croit courir en cherchant la fortune, ne dépend que de lui-même; si on lui prouvait que l'ambition tue, on arriverait sûrement à le rendre plus sage. Mais il ne faudrait pas, pour cela, qu'un milliardaire vienne lui enseigner que sa substance cérébrale est une marchandise qui a une valeur sur le marché : car, alors, il la vend.

Certes, il serait puéril de vouloir arrêter un peuple dans sa marche en avant et de tenter de le ramener à l'état de troglodyte. Mais il faut bien se persuader que toute évolution qui compromet la santé générale n'est pas un progrès, mais un recul. C'est une réaction de la nature contre l'action de l'homme qui veut l'asservir.

Pour éviter cette réaction, l'homme doit se poser comme première ligne de conduite de toujours proportionner son effort à la capacité de ses fonctions physiologiques. Il ne doit dépenser que l'intérêt de ses forces, sans jamais en entamer le capital. Cette loi, qui régit l'économie politique, est applicable en tous points à l'économie physiologique.

Elle est applicable à l'enfant, encore plus strictement qu'à l'homme, car l'épuisement nerveux acquis par surmenage durant les premières années de la vie, laisse une tare indélébile sur toute l'existence.

Comme mesures d'ordre plus général, il faut, par tous les moyens possibles, enrayer l'émigration des paysans vers les villes, ces foyers de surmenage et de nervosisme. Il faut catéchiser tous ces jeunes gens qui accourent, comme les papillons vers la lumière, brûler leur belle santé aux globes électriques de nos boulevards.

Il faut enfin, pour les citadins, arriver à leur faire donner un jour de repos par semaine et quinze jours au moins de repos par an. Ce repos, il faut tâcher d'obtenir du travailleur qu'il le prenne complet. J'entends par là que les jours de congé ne doivent pas être des jours de surmenage d'un genre différent, mais des heures de délassement physique et intellectuel. Le docteur Toulouse a montré, dans un article intitulé « L'envers des fêtes », combien les fêtes, telles qu'elles sont ordinairement pratiquées, avec leur excès de travail pour les uns, de plaisir pour les autres, sont des causes de perturbation sociale. « C'est, dit-il, par des distractions plus simples et plus familiales, moins grevées de fatigues, que l'homme, obéissant aux lois sages de la nature régulière, doit se délasser de son travail quotidien. »

Et quant à ceux que surmène l'énorme travail de la vie mondaine, ceux que l'on appelle, par ironie sans doute, les « désœuvrés », au lieu d'aller continuer en été leur surmenage de l'hiver dans les villes d'eaux à la mode, il serait plus profitable à leurs nerfs de leur donner tous les ans quelques semaines de *vrai* repos.

Toutes les morales, d'accord avec l'hygiène, défendent l'abus des plaisirs. La médecine, de son côté, défend l'abus du travail. La sagesse des nations a donné raison à tous en disant :

« Il ne faut abuser de rien ». Excellent conseil pour ne pas devenir neurasthénique.

— La seconde cause sociale de neurasthénie, ce sont les peines morales. Pour combattre cette cause, il faut prêcher la résignation. Les chagrins, les ennuis sont des sensations toutes relatives. L'âge et l'éducation influent sur les motifs et sur l'intensité des chagrins; l'enfant pleurera amèrement pour des futilités qui n'émeuvront pas l'adulte; d'autre part, le paysan fruste ne réagira pas à la douleur morale aussi violemment que l'homme raffiné. La raison de celui-ci le dessert; il faudrait, au contraire, que cette raison lui fît accepter l'inévitable.

Elle devrait lui faire comprendre que la révolte contre l'inévitable est aussi absurde que la colère de l'enfant contre le flot venant détruire ses monticules de sable sur la plage. Et si le mal est réparable, pourquoi perdre en vaines récriminations un temps qui serait mieux employé à lutter contre la mauvaise chance? Donc, résignation, mais non pas fatalisme, car, qui dit fatalisme, dit inutilité de tout effort et nous

demandons seulement la résignation à l'inévitable.

— Troisième cause : la grippe. C'est peut-
être la seule cause non sociale de la neurasthénie. Aussi ne pouvons-nous pas grand'chose
pour l'éviter. Mais nous pouvons la guérir. Il
faut, pour cela, cesser de considérer la grippe
comme une maladie bénigne; il faut la traiter
énergiquement, surtout dans sa forme commune, celle à rechutes. Car chaque atteinte
laisse après elle de l'épuisement nerveux. Il
faut surtout s'attacher à combattre cet épuisement, qui peut mener, nous l'avons vu, à la
neurasthénie confirmée. Pour y aider, nous
avons un médicament héroïque, le phosphore,
sous forme de phosphates assimilables.

— Quatrième cause : la syphilis. Celle-ci est
bien une cause sociale, contre laquelle la société
peut se défendre. Je n'en veux pour preuve que
les discussions actuelles sur les mesures de
prophylaxie à prendre contre cette maladie :
réglementation de la prostitution, visite sanitaire et même certificat de santé exigible des
futurs époux, etc. Le mal est donc évitable.

Quant à ceux qui n'ont pu l'éviter, il faut remonter leur moral, en leur persuadant que, par un traitement convenablement dirigé et ponctuellement suivi, ils peuvent guérir. Il faut lutter surtout contre l'anémie qui accompagne la maladie.

— Cinquième cause : alimentation et nutrition défectueuses. Le docteur E. Monin[1] a défini l'estomac « le manomètre de la vie psychique ». Nous avons vu qu'une hygiène défectueuse de cet organe pouvait amener des troubles dans le fonctionnement du système nerveux. Quelle est donc l'hygiène alimentaire à recommander pour éviter tout accident? On peut la résumer ainsi :

1° Ne pas manger trop, ni trop souvent ;

2° Manger quatre fois plus d'aliments végétaux que d'aliments animaux ;

3° Manger lentement ;

4° Boire peu et par gorgées pendant les repas ;

5° User avec une extrême modération de boissons alcoolisées.

1. Dr E. Monin. *Hygiène de l'estomac.*

Cette hygiène alimentaire a pour but de prévenir la dyspepsie et les auto-intoxications qui en découlent. Mais elle ne suffit pas à elle seule pour empêcher le ralentissement de la nutrition. Il faut y joindre l'hygiène des mouvements. Pour éliminer les toxines dont l'accumulation empoisonne les cellules, il faut au corps de l'exercice. Or, beaucoup de personnes mangent comme des terrassiers et se meuvent comme des paralytiques. Cependant, l'alimentation doit être proportionnée au travail physique fourni; si ce travail est nul, l'alimentation doit être peu substantielle. Mais ce travail musculaire, il faut que ceux qui n'y sont pas obligés se l'imposent. Un moyen, accessible à tout le monde ou à peu près, c'est la marche. Une heure de marche matin et soir est un minimum indispensable, pouvant être accepté par tous sans fatigue. Ceux qui, pour une cause quelconque, ne peuvent marcher, pourront suppléer à cet exercice par la gymnastique suédoise et le massage.

Enfin, pour les valides, il y a les différents genres de sports.

2° *Traitement curatif*. — Deux grandes indications dominent la thérapeutique de la neurasthénie : 1° le neurasthénique est un surmené : il faut lui donner du repos; 2° le neurasthénique est un intoxiqué : il faut le désintoxiquer.

Le repos doit être complet, c'est-à-dire que le malade abandonnera ses occupations, sa famille, son milieu, et ira « se mettre au vert » pendant le temps nécessaire à sa guérison. Le séjour à la campagne sera le plus profitable.

On choisira le coin le plus tranquille, le plus calme possible, et on s'y créera les distractions les plus paisibles que l'on pourra. Pour ma part, je conseille à mes malades, en fait de distractions, la pêche à la ligne; non pas que je sois passionné pour ce genre de sport, que je n'ai jamais sérieusemsnt pratiqué, mais j'estime que c'est un des plus reposants qui soient. Et, chose étrange, j'ai vu, sous la direction d'un bon professeur, s'y passionner bien des gens nerveux. Est-ce un réveil de l'instinct atavique de l'homme primitif, essentiellement chasseur et pêcheur? Je le suppose. Quoi qu'il en soit, neurasthéniques, essayez-en.

Pour désintoxiquer l'organisme, il faut aussi « le mettre au vert ». Interdiction absolue de la viande; régime alimentaire semi-végétarien.

Le professeur Gautier[1] recommande les aliments suivants :

Petit-lait, fromage, bouillon de veau, de poulet, de muscles de grenouille, les compotes de fruits, les différents légumes, le lait, les œufs, préparés avec du beurre ou de la graisse. C'est, en somme, l'alimentation *maigre* de diverses religions. — Comme boisson, l'extrait de malt, le vin léger coupé de beaucoup d'eau, les boissons acidulées, peuvent être pris sans inconvénient. Usage, mais non abus de thé et de café.

Il sera bon, après chaque repas, de rester allongé pendant au moins une demi-heure, afin de ne pas troubler la digestion stomacale.

En résumé, en modifiant les conditions de sa vie sociale, de façon à les mieux adapter aux

1. *Loc. cit.*

fonctions physiologiques de l'organisme, c'est-
à-dire en cherchant à s'éloigner le moins possible de l'état de nature, l'homme sain pourra
se préserver du fléau de la neurasthénie, et
ainsi l'extension du mal sera enrayée; et en
retournant pour un temps et complètement à
l'état de nature, l'homme atteint pourra se
guérir.

TABLE DES MATIÈRES

53830 — Imprimerie LAHURE, 9, rue de Fleurus, à Paris.